男も女も見た目が100パーセント

人生を変える！本当の矯正治療

田中憲男

目次

プロローグ　私が矯正歯科医になった理由（わけ）

第一章　〝見た目〟は現代を勝ち抜く重要なツールだ！

第三章　理想の歯並びを手に入れる

第四章　歯の悩みに応える治療法

私が矯正歯科医になった理由（わけ）

矯正歯科医院を開いて一六年

私は東京都墨田区のＪＲ錦糸町駅近くで『プロ矯正歯科』という歯科医院を経営しています。医院名からもお察しいただけるとおり、矯正歯科の治療を主軸として、歯を美しく見せる審美歯科にも対応し、小児から成人まで幅広い年代のさまざまな歯の悩みやご希望にお応えしている歯科医院です。

私が『プロ矯正歯科』を開院したのは二〇〇四年（平成一六年）でしたので、もうすでに一六年以上の年月が流れました。開院当初は苦労もしました。矯正歯科というのはなかなか敷居が高いようで、ある日突然ビルの二階にあらわれた矯正専門の歯科医院にはほとんど患者さんに来てもらえませんでした。そのため自宅の家賃も払えずに、住んでいた賃貸マンションを解約して歯科医院に寝泊まりしていた時期もありました。それでも次第に患者さんが少しずつ来てくださるようになり、その後は口コミや紹介で徐々に増えて、安定した経営ができるようになりました。おかげさまでスタッフにも恵まれて、開業してからこれまでに、矯正治療だけでも三〇〇〇人以上の患者さんたちの治療にあたっています。これは私が積み重ねてきた成果であり、誇れる経験でもあります。

ところで現在、日本にはどれくらいの数の歯科医院があると思いますか？　国内にある歯科診療所は約六万八〇〇〇施設（二〇一八年現在・厚生労働省医療施設調査）もあり、その数はなんとコンビニエンスストアよりも、一万軒以上も多いのだそうです。

確かに、大きな都市の駅前には、何軒もの歯科医院の看板が目に入ります。小さな町でも必ずといっていいほど、歯科医院を見つけることができるのではないでしょうか。ただ、そうした歯科医院では、虫歯治療や歯周病の治療を目的とするところがほとんどで、矯正歯科を専門とする歯科医院は多くありません。矯正歯科を診療科目として上げている歯科医院でも、矯正治療を行う先生がひと月に何度か来院して患者さんを診てくれるといった場合も多くあります。

たとえば内科医には外科手術ができないように、矯正歯科医は〝歯列矯正〟という歯科医師の中でも特別な技術を身につけています。矯正歯科医はもちろん虫歯や歯周病の治療もできますが、ふつうの歯科医師たちは歯の矯正治療をすることは難しいというのが現実です。

矯正歯科医になるためには、歯科大学や歯学部で六年間学び、その上で大学の矯正学教室に入局して矯正歯科研修生になります。そして矯正歯科を専門とする先生や先輩たちから指導を受けて技術と知識を学びながら、実際にも歯並びや嚙み合わせなどに悩む患者さんたちと向き合って、臨床実習で学びます。

現在は、卒業後に国家試験に合格すると、一年間の卒後臨床研修が義務づけられています。私たちの時代はこうした研修制度はなかったので、二〇代なかばで卒業すると、多くは街の歯科医院で勤務医になったり、なかにはすぐに自分で歯科医院を開業する猛者もいました。そしてみんなもう一人前の〝先生〟と呼ばれる立派な社会人です。

ところが矯正歯科医を目指す者たちは、ここからさらに勉強の日々がはじまるのです。大学で六年間しっかり勉強し、国家試験にも受かって、さあこれから頑張って稼ぐぞというときに、さらにもっと勉強したいとは……矯正歯科はやっぱり少し変わり者の世界のようでした。

わからないから知りたかった〝矯正〟の世界

では、なぜ私が矯正歯科医になったのか――。

この本を読んでくださる皆さんに、自己紹介も兼ねて、私が矯正歯科医として独り立ちするまでの、経歴についてご紹介したいと思います。

私は東京都江戸川区に生まれました。体を動かすのが大好きで、小学生の頃は野球少年でした。勉強もなかなか得意な方でしたので、中学は都心にあり進学に力を入れている都立中学に進みました。中学時代はテニス部に入りましたが、やはり野球の夢断ち難く、六大学野球に憧れて立教高校へと進みました。

しかし、その夢はもろくも崩れ去ります。長嶋一茂氏の出身校でもある立教高校は、私が高校に入学する二年前に、埼玉代表として夏の甲子園大会への出場を果たしていました。当然、甲子園への道が近いと多くの野球少年たちが熱い思いをたぎらせて名門・立教高校の野球部に集結してきました。私も甲子園を夢見て野球部へと入りましたが、周りの仲間たちのあまりのレベルの高さに愕然とし、スゴスゴと退部しました。

夢は叶いませんでしたが、若い時代にこうした現実を直視する経験ができたのは良かったと思います。人にはそれぞれ得意分野があり、また能力にも、また体格にも差がありまず。野球は大好きで、プロになれたらいいなぁと憧れてはいましたが、自分が生きるのはこの道ではないとはっきりと自覚することかできたので、むしろ気持ちよく野球の世界から身を引くことができました。

私が歯科医師に興味を持ったのは、まったくの偶然のめぐり合わせでした。高校二年生のときの担任の先生がホームルームで雑談をしていたとき、先生の息子さんが歯科医師である、という話をしてくれました。それでなんとなく歯科医師に興味を持ち、図書館で本などを読んでみると、なかなか面白い世界だと興味がふくらみ、歯科医師になりたいと思うようになったのです。

私はスポーツをやっていたこともあり、体も丈夫で、これまで病院や歯医者さんに行ったことはあまりありませんでした。高校生になるまで歯医者さんに行ったことは五回くらいしかなかったと思います。だから実は歯医者の仕事をそれほど理解していたわけではなく、勝手に歯医者さんの世界を思い描いて自分の将来を選んでしまったというのが実際の話です。

あのとき、もし担任の先生の息子さんの職業が建築家だったら……、ジャーナリストだったら……、俳優だったら……。あるいは私の人生もまた変わっていたかもしれません。本当に人生は不思議です。

しかし目標が定まると一気にやる気が燃え上がるのが私の性格。私が通っていたのは大学の付属高校でしたので、そのまま普通に勉強していれば立教大学に進むことができました。しかし私は周りの友人たちとは違う道を選び、勉強に集中しました。こうして現役で、昭和大学の歯学部に入学を果たしました。


歯学部に進学する学生たちの中には、親が歯科医院を経営している、という人も多いのですが、我が家は医療関係とはまったく関係のない自営業の家庭でした。私大の歯学部や医学部の学費は、普通の文系、理系の学部の学費とは比べようもないくらい高額です。それでも両親は、私の夢を支えようと頑張って、学費を出してくれました。親に苦労をかけていることは私も承知していて、少しでも負担を少なくできないものかと思っていたときに、大学に特別奨学生制度があることを知りました。「これだ！」と、また大きな目標を見つけた私は猛勉強をして、学年で五位以内という目標を果たし、大学三年から五年生まで特別奨学生になりました。

さあ、六年生もと思っていたときに、衝撃の事実を知ることになります。自分ではこの奨学金で授業料が免除になったと思い込んでいたのですが、実は学生時代に支払うことを免除してくれるだけで、卒業後に返済しなければならなかったのです。それで六年生のときは奨学生にはなりませんでした。まあ、今ならなんでわからなかった、ちゃんと調べたのかと、自分で自分を叱りたいところですが、まだ二〇歳そこそこの世間知らずの若造が、親のためにと気持ちが先走って正しい情報を見逃してしまったということにしてください。でも、そのおかげで大学では常にトップ五の成績を収めることができたので、お金よりもたくさんのことを得ることができたと感謝しています。

とにかく大学時代は自分で言うのもなんですが、本当に勉強を頑張っていました。授業は常に前から一、二列目に座り、先生の講義を真剣に聞いていました。いい成績を取りたいという思いで熱心に勉強していると、どんどん勉強が面白くなって、知りたいことも多くなって、またそれが理解できると興味が深まってと、その相乗効果もあったのかもしれません。自然と良い成績をキープすることができました。

真面目に聞いていれば、ほぼほぼ講義の内容は理解できるのですが、唯一、難解だったのが矯正学でした。これは、後に恩師となり大変お世話になる柴崎好伸教授（現・昭和大学名誉教授）の講義でした。この講義には矯正学教室の研修生たちも聴講していて、その研修生たちに向けて柴崎先生は講義をされていたので、大変専門性の高い内容でしたから、一般の学生たちがほとんど理解できないのも無理はなかったのですが……。

当時は今と違って、大学六年生になると、実際に患者さんたちの虫歯を削ったり、抜歯をしたりと、臨床実習という形で治療をすることができました。そのため国家試験さえ合格すれば、大学を卒業後は腕はともかくとして表面上は一人前の歯科医師として、すぐに歯科医院で治療をすることができました。その後、国家資格をもたない学生が治療行為をすることが問題視されるようになって、臨床経験を積むために卒業後の研修制度ができたのです。

とにかく私も、すでに六年生のときには虫歯を削ったり、詰めたり、抜歯をしたり、入れ歯を作ったりという歯科医師として一通りの治療を経験させてもらいました。こうした技術を体験することで、これから自分たちは歯科医師としてどんなことをやっていくかを漠然とイメージしていくわけです。

ところが矯正学だけは違いました。矯正の治療というのはスタートからゴールまでの期間が長く、治療を半年、一年、二年と時間をかけてやるものですから、それを限られた時間しかない学生の間に経験できるものではありません。そのため実際の治療はまったく経験できずに見学するだけでした。講義でも患者さんの口を映したスライドで「初めはこんな歯並びの人が、ハイ、二年経つとこんなにきれいになりました」と見せられるだけです。

矯正は講義を聞いても難しい。実際に臨床実習も見学だけで何をしているのかよくわからない。ちょっと生意気な歯科医学生として、他の治療法はだいたいわかったけれども、矯正学はまだわからない。矯正学を学んで身につければ歯科医師としてレベルアップができるだろうなと漠然と思えたのです。

長くなってしまいましたが、歯科医師としての技能を高めたい、それが私が矯正歯科医になろうと思った理由です。

大学病院でのさまざまな出会いと経験

大学を卒業し、国家試験にも合格して、多くの友人たちが歯科医師として独り立ちしていく中で、私は母校の昭和大学の歯科矯正学教室に入局し、臨床研修医になりました。研修医とは名ばかりで、一年目はほとんど教授や先輩の使いっぱしりで、あとは座学でしか学べませんでした。やっと秋頃から患者さんと接することができるようになり、臨床に触れることができます。そして改めて矯正の面白さと奥深さを知ります。それはとても二年間で満足できるものではありませんでした。何よりも矯正歯科という世界にのめり込んで、夢中になって、もっと学びたい、知りたい、技術を身につけたいと思ってしまったのです。

その後も大学に残り、医員、助手となって、最終的に大学を卒業してから一〇年間、私は大学病院の矯正歯科の前線で、さまざまな難しい症例と向き合うことができました。歯科も地域のかかりつけ医では対処できないような難しい症例では、医療と同様に、患者さんが紹介状をもって大学病院を訪れます。矯正歯科の場合、歯並びや噛み合わせの問題だけでなく、あご自体にも関連するような重篤な症状など、口や歯に関わるさまざまな困難な課題に向き合うことができるとても貴重な経験をさせてもらいました。

大学病院では、医学部と連携して形成外科、矯正歯科、口腔外科の三科合同の外科的矯正などの症例をチーム医療で取り組むこともあり、そのチームの一員としての経験も積むことができました。さまざまな診療科の先生方とのつながりもでき、これらの経験、人との出会いが、すべて私の財産となっていったのです。

私が矯正歯科の世界にのめり込んでいったのは、この仕事に大きなやりがいを感じることができたからでもあります。

矯正歯科は、一般の歯科治療と違い、目の前の患者さんのお口の中の状態を、時間をかけて変えていくことです。患者さんの歯の状態やお口の中を拝見させていただき、これをどのように変えていけば、患者さんが納得するような状態になるか、まず頭でイメージを作り、プランを立てて、それを実行していきます。

しかし頭で描いたプランがいつも思い通りにいくとは限りません。初めの頃はむしろ失敗だらけでした。患者さんには申し訳ないのですが、そんな失敗を繰り返しながら試行錯誤を重ね、やっと正解のようなものが見えてくる。すると少しだけ自信のようなものが出てきます。しかしそうした自信を持って他の患者さんを診ていると、五人はうまくいったけれど、六人目でまた失敗をしたりするのです。一人ひとりの患者さんの状態が違うことも当然ですが、同じ処置をしてもうまくいく人とうまくいかない人がいる。これも現実として知ることができました。

本当に難しくて、さまざまなハードルがあり、それを一生懸命に越えていくのだけれど、なかなかゴールが見えなかったりするわけです。でもそれが自分にとってはとても奥深くて、面白みのある世界で、そんな仕事に生涯を賭けて挑んでいくことに、日々やりがいを感じるようになっていきました。

また、さまざまな患者さんたちと出会う中で、なかには生まれたときからの障害を持たれている方などもいます。機能的な問題だけでなく思春期になって自分の見た目にコンプレックスを感じていたりと、いろいろな悩みを持つ方たちとも向き合ってきました。

矯正は半年、一年で終わる治療ではないため、そうした方たちと長く向き合い、少しずつ治療の効果が出ることで、患者さんの表情や雰囲気も少しずつ明るく変わっていく姿を見ることができました。そうして矯正歯科の果たす社会的な役割なども実感して、この仕事こそが私の天職であると思うようになりました。

マスクの下もステキな笑顔で

その後、墨田区で自身の歯科医院をはじめて以来、矯正歯科医としてさらに多くの患者さんたちと出会ってきました。また患者さんたちと向き合う中で、歯を矯正してきれいな歯並びになりたいという願いには、表向きの希望だけでなく心の内側にはさまざまな葛藤があることを知りました。しかし矯正治療を終えてゴールに辿り着いた後、患者さんたちは皆さん、とても素晴らしい笑顔を手にしてくれています。

私はひとつの思いに至りました。人は〝見かけ〟が変わることで、これほどまでに心の内側から変わるのかと――。それは人も振り返るような超美人になるとか、誰もが憧れるイケメンになるとか、そんな大変身の話ではありません。ただ自分が子ども時代から持っていた口元コンプレックスを克服することで、心持ちが変わり、行動が積極的になり、仕事や人間関係にもプラスに作用して、その後の人生を笑顔で過ごしていけるのだということを患者さんたちから教わったのです。

さて、この本を書いている二〇二〇年は、予想だにしなかった出来事が世界を震撼させています。世界中が新型コロナウイルスによって大混乱に見舞われ、経済も滞り、すべての人たちがこれまで想像もしていなかったような生活をいまだに強いられています。そして日本中の人々は誰もがマスクをつけて暮らす日常を受け止めて過ごしています。

人々は外出をするときは必ずみんなマスクをしています。そのため、化粧品の中でも特にリップの売り上げが激減したとのことでした。気になる口元も見えないので、それでは矯正歯科の仕事もあがったりだろうと思われるかもしれません。ところがこの年の春くらいから、実は矯正治療の相談に訪れる患者さんたちが徐々に増えています。これは私の歯科医院だけでなく、仲間たちの歯科医院も同様だと言います。なぜだと思いますか。

私も最初はわかりませんでしたが、ある女性患者さんの言葉がヒントになりました。

「私、マスクをしていると美人なのに、マスクを取るとなんかちょっとがっかりしてしまうんですよね。もし、もっと口元がきれいだったら、見た目の印象がずっと良くなることに気づきました！」

マスクをして鏡を見て、逆に隠れている口元について気づくことがあるようです。ステイホームで人に会う機会も少なくなって、普段はマスクで口元が見えないから、今がチャンスと矯正を考える患者さんたちも多く、コロナ禍をきっかけにちょっとした矯正ブームがきているのかも……などと考えています。

とはいえ、こんな社会はずっと続いてほしくはありません。新型コロナウイルスの感染拡大で、これからの時代がどのように変化していくのかはわかりませんが、私たちはやはりこの不自然な社会から脱して、人とふれあい、おしゃべりをして、笑顔で向き合える時代が訪れてほしいと思います。

だからこそ今、マスクを外した後も自信をもって笑顔になれるように、「人は見た目が一〇〇パーセント」というメッセージを、矯正歯科医の立場から伝えたいと思います。

田中　憲男

二〇二〇年一二月吉日

第一章

〝見た目〟は現代を勝ち抜く重要なツールだ！

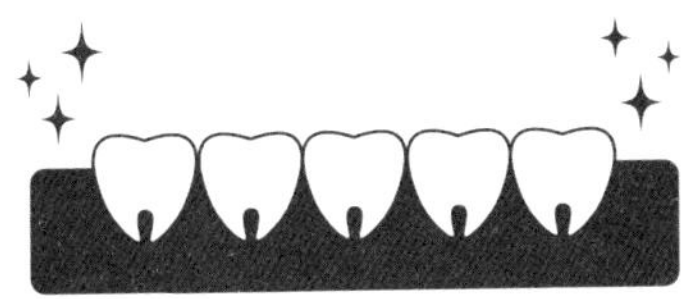

"見た目"にこだわるには理由がある

最近テレビを見ていて、ドラマ番組の合間に流れた男性用化粧品のコマーシャルにふと目が止まりました。人気の高い男性俳優さんたちが、スーツ姿でビジネスマンを演じています。シーンは朝のオフィス。出社した部下を見た上司が、疲れた表情を指摘しました。すると彼らは肌の疲れを隠す化粧品を塗って変身！　爽やかな印象を取り戻すというストーリーです。

もともと見た目のいい彼らですが、さらにカッコよくなって、ビジネスマンも第一印象が大切、見た目が大事だと謳っています！

このコマーシャルを見てどれくらいの男性がこの商品を買う気になるかはわかりませんが、現代ではそのメッセージは多くの人たちを共感させるものだと思います。人を不快にさせてしまうような疲れた顔よりは、さわやかで清潔そうな顔のほうが断然周りの評価も高くなる。現代のビジネスマンであればしっかりと身につけたいマナーのひとつと言えるのではないでしょうか。令和はまさしくそんな時代です。

今どき「男が見た目を気にしてどうする！」などと言っていては、昭和遺産と笑われそうです。

メイクをしたり、おしゃれなファッションで装うのは女性の特権、という時代はすでに遠く過ぎ去って、今は女性に負けないくらいファッションや美容にこだわりを持っている男性もたくさんいます。いえ、女性が、男性がと別け隔てをすること自体がもうこの時代にはふさわしくないのかもしれませんね。

もちろんファッションやおしゃれに興味や関心が高いのは若者世代だけではありません。いまは三〇代、四〇代から、さらにもっと上の世代まで〝見た目〟を意識する人はとても多くなっているように感じます。

では、私たちが〝見た目〟を意識するのはなぜでしょうか。やはりそれは、人から良く見られたいという、人間としての本能のようなものではないでしょうか。そして他人から良く見られることは、自分の評価を上げ、恋愛や仕事、友人関係などさまざまなことに影響し、プラスの効果を上げることができることを誰もが実感を持って知っているからでしょう。

特に第一印象は重要です。人は初対面の人と顔を合わせたとき、三秒で相手の印象が決まる、と言われています。この第一印象が良ければ、その後のコミュニケーションがうまくいって、良い人間関係を築くことができます。ところがこの第一印象が良くないと、その後に良い人間関係を築くためには多くの時間が必要となってしまうのだそうです。

このとき、会ってわずか三秒で、その人の性格も人柄も人間性も見抜くことはできません。ぱっと見た顔の印象や全体の雰囲気がせいぜいでしょう。やっぱりこれは〝見た目〟で勝負なのです。

また、現代こそ〝見た目〟の重要性がさらに高まっていると感じています。

情報化社会が進化を続ける現代では、私たち人間の行動様式も大きく変わりつつあります。ＡＩの進化で、私たちの仕事は効率化され、これからも事務的な分野の仕事はどんどんと減少していくでしょう。未来に生き残る仕事は何かと考えると、やはりロボットでは代わることが難しい、人だからこそできるものが求められるのではないでしょうか。それは人としての優しさや温もり、気遣い、柔軟性が必要とされる職業ともいえるでしょう。

情報化社会が進化すればするほど、私たちは人としての能力や個性、魅力が重視され、人としての価値が問われるようになるのです。たとえば営業の仕事でも、データが叩き出す数値はコンピュータに任せれば差異はなくても、笑顔の素敵な彼と、仏頂面の彼なら、笑顔の彼に頼もうかしら……といったことにもなるでしょう。だからこそ人と人とのコミュニケーションや信頼感が大事であり、そのベースとしてやはり〝見た目〟は大きなポイントとなることは間違いありません。

また、社会はかつてのような終身雇用制はすでに終焉を迎えつつあります。あなたがこれからの社会で生き延びるとき、どんな人生が待ち受けているでしょうか。狭い世界の中でじっくりと密度の濃い人間関係を構築していても、そこからは未来は拓けていかないのです。まだ二〇代はじめのあなたなら、これから迎えるべき就職活動、転職、転勤、あるいは海外赴任もあるかもしれません。もう六〇代という熟年期でも、人生一〇〇年時代ですから、まだまだ油断はできません。私たちの暮らしも活動エリアも大きく広がり、そこではさまざまな人たちとの出会いがあります。そこで良好な人間関係を築くために、やっぱり〝見た目〟を大切にしてほしいと思います。

そして最後に、若者たちに人気のＳＮＳ、出会い系マッチングアプリにも触れておきましょう。出会いの少ない男女が、理想の恋人を求めて活用するアプリも、まずは自分の写真を登録する必要があります。そして理想の恋人探しには、やはりずらりと並んだ写真から選択します。もちろん趣味や仕事、性格などの情報も知ることはできますが、まずは好みの〝見た目〟があってのことではありませんか。やはり私たちの人生は〝見た目〟によって大きく左右されるということになるのです。

凡人は一にも二にも清潔感が大切

自分の〝見た目〟を変えることは、自分が願う人生を生きるための手段を掴むきっかけの一つにもなると私は考えます。そう思うに至ったのには、実は私もあるチャレンジをした経験があるからです。

私が歯科医院を開業してから一六年になりますが、その経営はけっして安泰というわけではありません。日本はどんどん少子化がすすみ、人口が減っています。今やどんなビジネスもいかに一人でも多くのお客様を取り込むかが重要で、コンビニの数よりも多い歯科医院でも同様です。

かつては歯医者や街の開業医たちは、診察に訪れる人たちを患者と呼び、患者さんたちは医師や歯科医師を先生と呼んで敬ってくれました。しかし今は我々が患者様と呼び、敬う時代です。物を売ったり、飲食を提供するお店とは違いますが、私たち歯科医院もいまやサービス業の一業種と考えるほうがふさわしいほど、患者様ファーストが競われています。

私も三〇代で大学病院を飛び出し、意気揚々と開業したはいいけれど、ほとんど患者さんが来なくて困り果てました。それから少しずつ患者さんが増えていく中で、私は歯科医師としてはもちろんのこと、多くのスタッフを抱える経営者として、歯科医院を維持していくための努力をしなければいけないと思うようになったのです。

患者さんが私の歯科医院に安心して通ってくれるためには、何が必要か――。

もちろん歯科医師としての技術がまず第一なのは当然なのですが、それだけではないことを少しずつ感じるようになりました。特に矯正歯科の場合、患者さんとのお付き合いは年単位で長期にわたり、また治療のためにかかる費用も高額になりがちです。そこで訪れた患者さんとどうやって円滑な関係を築き、来月もまた歯科医院に来ることを苦痛に思うのではなく、できれば楽しみにして来てもらえるだろうかと考えました。

歯科医院をサービス業として捉えたとき、患者さんにそう思ってもらうためにはどのような歯科医師であれば良いのだろう、好まれる歯科医師とはどんなものだろうと考え、自分なりに演出をして実践するようにしてみました。

サービスを本業とするホテルマンや高級ブランドを扱う店舗スタッフの方たちなどには、当然のことと笑われてしまうかもしれませんが、そこで考えたのが〝見た目〟の好感度を上げること。清潔感やこざっぱりとした身なりに気を配ることにしました。

お恥ずかしい話ですが、以前、大学病院に通っていたときは、医師や歯科医師は技術がすべて。しっかりとした腕があれば見かけなんて関係ないと考えていました。しかし歯科医院の経営者として、患者さんに好んできてもらえる歯科医院となるために、私は自分自身のまず〝見た目〟を変えることを心がけようと、意識をガラリと入れ替えました。

とにかく患者さんに好印象を持たれるような〝見た目〟をとことん意識するようにしたのです。すると患者さんの態度も変化して、以前より親しみを持って接してくれるようになり、信頼感をもって治療に向かってくれるようになりました。もちろんそれだけが理由ではないかもしれませんが、私が〝見た目〟を意識して、患者さんとの接し方を工夫するようになってから、私の歯科医院も次第に患者さんが増えていくようになりました。

同じ仕事をしていても、見かけによって印象が変わり、それが仕事にもプラスに向かう。

私は一人の社会人、経営者として、世の中の〝見た目〟がもたらす価値を、自分の体験として知ることができたように思います。

無精髭が似合うのはイケメンだけ

誰もがそんな経験があると思いますが、思春期の頃、「僕がもっとカッコよければ、女の子にモテたのになぁ」などとよく思ったものでした。女性であれば、私がもっと可愛かったら……、美人だったら……、スタイルがよかったら……などときっと思い描いたことがあるはずです。

ごく一部の容姿に恵まれた人を除いては（そんな人でも満足せず、さらに上を求めているのかもしれませんが……）、世の中の多くの人たちは、自分にない〝見た目〟の魅力に憧れを持つものでしょう。でも、そのうちにそうしたものは、やっぱり現実には手に入らないと、諦めと覚悟を決めて、自分なりの人生を歩んでいくのではないでしょうか。

男性が年齢を重ねるほどに気になってくる〝見た目〟のひとつが頭髪です。髪の毛が少なくなると、どうしても年齢を重ねた印象になります。薄毛には個人差がありますので、「早くも！」という人と「まだまだ！」という人の差も顕著にでてしまいます。七〇代、八〇代になってからならともかく、二〇代、三〇代の働き盛り、モテ盛りに徐々に頭皮が見えてくるようになると、事は深刻です。その後の人生にも大きく関わってくる可能性もありますから、そうならないように、育毛剤を使ったり、食事に気をつけたりと、薄毛対策に余念のない人も少なくないのではないでしょうか。

また、近頃では毛深い男性もあまり好まれないのだそう。髭がモサモサと生えているような野性的な男性は、今どきの女性にはまさに毛嫌いされてしまうため、最近は男性の脱毛サロンも人気だそうです。

しかし、何事にも特例というのはあるようです。たとえば歌舞伎俳優の市川海老蔵さんは、もともと薄毛なのかはわかりませんが、素晴らしく美しい坊主姿をキープしています。男性から見ても、素晴らしくかっこいいです。坊主もいいな、なんて思ってしまいます。しかしあのくっきりと涼しげな瞳、スッと通った鼻筋、

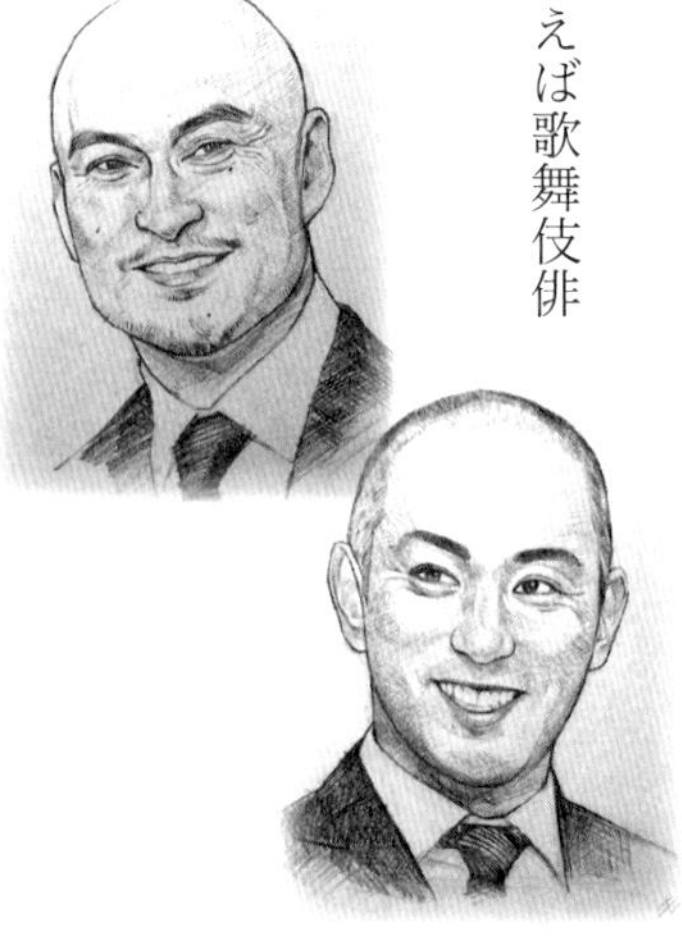

引き締まった口元と、完璧なまでの美しい顔立ちがあっての、あの坊主頭なのです。

薄毛の渡辺謙さんも、やはり目鼻立ちがくっきりとしていて、あのスキンヘッドが圧倒的な男らしさを醸し出しています。

また、俳優さんの中には、たくわえた髭がとても良く似合っている方もいます。竹野内豊さんやオダギリジョーさんなど、やはり男性の目から見てもカッコよく、髭が似合っています。髭を生やしていてもダンディで清潔感があるのは、やはり元の顔立ちの良さがあってのものとつくづく思います。

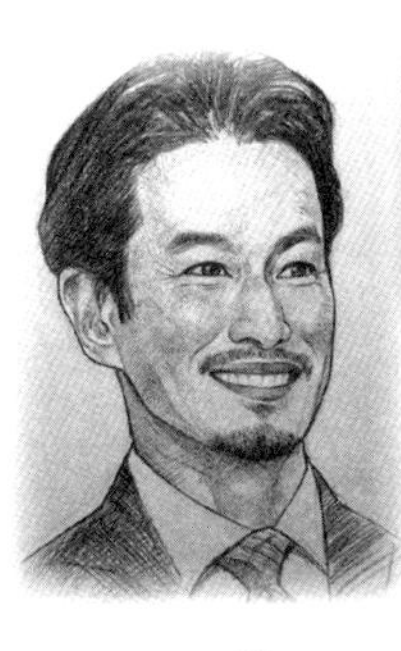

イケメンというのはまさに特例で、坊主も髭も、さらにどんなファッションでも、〝見た目〟をキープできる、という共通の認識になるのではないでしょうか。

結局、平凡な容姿の人間から言わせてもらえば、頭髪はあったほうがいいし、体毛はないほうがいい。ダサいファッションよりも、おしゃれで清潔感のある装いのほうが好感度は高い。男性の〝見た目〟対策もなかなか大変です。

芸能人の〝歯並び〟はなぜ美しいのか？

たくさんの人から見られるのが仕事の芸能人は、人気商売でもありますから好感度アップは至上命令です。まさしく〝見た目〟が求められる、代表的な職業でしょう。

しかも芸能人は美人やイケメン揃いでオシャレ感度も高いので、髪型やファッションにも手を抜きません。恵まれた感性で自分を演出して、人とは異なる個性を際立たせます。でもそんな芸能人たちにも共通する、〝見た目〟があります。

それは何だと思いますか？

それこそがまさに〝歯並び〟です。

これはもう四半世紀も昔のこととなりますが、一九九五年に歯磨き粉のコマーシャルで一躍話題となった「芸能人は歯が命」というキャッチコピー。今でも記憶にある人は多いのではないでしょうか。実際にこのフレーズは、なんと翌年の流行語大賞にもなるほど世に広まりました。

このコマーシャルは歯を白くする歯磨き粉を宣伝するためのものでしたが、〝歯が命〟というメッセージ性が強く伝わり、芸能人の歯は美しいもの、というイメージを一般の人に定着させました。そして多くの芸能人が、この言葉に従うように、歯の白さや歯並びの美しさを気にするようになったのです。

たとえば昭和から平成にかけてのアイドルは、デビュー当時はほとんどありのままの自然な歯並びだったように記憶しています。なかには八重歯やちょっと大きめの前歯を個性としてアピールする人もいました。しかしそうしたアイドルたちも、数年後にはほとんど、いつの間にかきれいな歯並びになっていました。

また最近では、これから芸能界にデビューをめざすタレントやアイドルなどは、その準備段階ですでに歯並びを整えて、デビューするときはすでにきれいな歯並びになっていることが常識となっています。

仕事柄、テレビを見ていて歯並びの悪さが気になるのは、ほとんどが芸人さんです。しかしテレビに登場する回数が増えて売れっ子になると、やはりいつの間にか歯並びがきれいになっています。

さて、芸能人の歯並びはなぜみんなきれいなのでしょうか。それはまさしく、歯並びこそが人の〝見た目〟を左右する大きなポイントだからです。どんなにきれいな二重でパッチリした目をしていても、通った鼻筋をしていても、口を開けて笑ったときに歯並びがガタガタだったら、その美しさは半減、いえそれ以下にもなってしまうのです。歯並びというのは、それほどまでに顔全体の印象を決めてしまう存在です。

歯並びについては、よく比較されるのが欧米との違いです。

欧米の人と比較して、日本人は歯並びに対する意識が低いと言われ続けてきました。これは文化的な違いもあり、日本人には奥ゆかしさや恥じらいがあり、人前で口をあけて笑うことが少なかったことも一つの理由と言われています。欧米では人前で歯を見せて笑顔になることもコミュニケーションであり、そのときにきれいな歯並びの白い歯を見せることは魅力の一つと捉えられています。また欧米では、歯並びの良さは育ちの良さだとも言われていて、大人になって歯並びで恥ずかしい思いをしないように、もし子どもの歯並びが悪かったら、子どものうちにキレイにしてあげるのが親の務めであるとも考えられています。欧米では歯並びの良さは、きちんとした家庭で育ったことの証明でもあるのです。歯並びが悪いまま大人になってしまったら、それは親がしっかりと子どもの将来を考えていないと捉えられてしまいます。

日本の社会もどんどんグローバル化し、外国の人たちとの交流も増えています。何よりも見た目が重視される社会の中で、芸能人でなくてもきれいな歯並びであることの意味を、現代人である私たちはより理解する必要があるのです。

大人の〝見た目〟改善計画の収支

あなたは、自分の〝見た目〟のコンプレックスを克服するために、どれくらいの金額の投資ができますか？　五万円？　一〇万円？　一〇〇万円は無理ですか？

私は矯正歯科医として、歯並びに関する悩みを抱えている人たちから、さまざまなお話をうかがうことがありますが、実は費用面の不安を話される方が多くいます。確かに矯正治療はお金がかかるというイメージがありますね。なかには子どもの頃から歯がコンプレックスだったけれど、お金がかかるから治療はできないと親に言われて諦めた、という方もいらっしゃいました。

日本には国民皆保険という素晴らしい医療制度がありますが、その健康保険を使えるのは、命や健康を脅かすような病気が対象となります。国が病気を治療するものと認めていない医療、たとえば美容外科や審美歯科、矯正歯科、増毛などは、審美性を求めるものと判断され、一般的には健康保険を使うことはできません。全額を個人で負担する自由診療となります（ただし矯正歯科では症状によっては健康保険による治療が行われる場合もあります。具体的な内容は第二章で触れています）。このため矯正歯科の治療にも高額な費用がかかることが一般的なため、二の足を踏まれる方も多いのです。

矯正治療にかかる費用は、症状や治療を受ける歯科医院によって異なりますが、だいたいが自由診療で一〇〇万円から一五〇万円程度かかります。費用に幅があるのは、一人ひとり歯の状態が異なるため治療期間にも年単位の幅があり、また使う矯正装置などによっても金額が異なってくることもあるからです。

確かに安いとはいえない金額ですが、それによって得られるものについて考えてみてはどうでしょう。これまでずっと歯に悩みを抱えていた人にとって、歯並びをキレイにする、〝見た目〟のコンプレックスを克服する、ということは人生を変えるチャンスでもあります。口元をキレイにすることで自信が出て、以前よりも積極的になれば、人とのコミュニケーションが豊かになり、これまでとは違う人生の道が切り拓かれるかもしれません。人と向き合ったとき、口元を気にせずに話ができたり、口を開けて笑うことができれば、あなたの第一印象も大きく変わるでしょう。

たかが歯並び、たかが第一印象と思われるかもしれませんが、そこにはお金に代えがたい多くのものを得られるチャンスがあり、またそのメリットはその後の人生でずっと続きます。私は多くの患者さんと接する中で、その変化を目の当たりにしてきました。

また、見た目だけの問題ではなく、健康にもさまざまなプラスの作用をもたらしてくれるのも矯正治療の魅力です。

もしあなたが薄毛に悩んでいて増毛するとすれば、年間で一五万円から二〇万円の費用が相場と言われています。ただ、増毛の場合は理想の状態を維持するためには、定期的にサロンに通い続けなくてはならず、その状態をキープする限りは毎年これだけの金額がかかってしまうことでもあります。それを生涯続けた場合の総額は、どれくらいになってしまうでしょうか。

脱毛はどうでしょうか。髭を永久脱毛する際の費用は平均で一五万円程度とされていますす。髭脱毛はお手頃な価格帯ですが、髭が生えないことで得られる生涯のメリットは、髭を剃るためにかかる毎朝の時間と、シェービングクリーム代の節約くらいでしょうか。

もしあなたが今、口元にコンプレックスを抱えていたとしたら、増毛や脱毛にお金をかけるより、矯正治療を行うことのほうが、絶対的に費用対効果がいいと私は思います。

そのためにかかる費用は、「あなたの未来、これからの人生への投資」と考えてみてはいかがでしょう。

美容整形と矯正治療、どっちがおすすめ？

ガタガタな歯並びや受け口、下あごの凹凸などの悩みは、矯正歯科の治療対象であると共に、審美歯科や美容外科でも対応することが可能です。特に〝見た目〟を意識して考えたときには、美容整形など矯正歯科での治療以外の方法について検討したいと考える人もいるのではないでしょうか。

たとえば歯並びを治すには、矯正歯科と審美歯科という異なるアプローチによる治療方法があります。また顔の骨格の問題では、出ている下あごを引っ込めたいというときなどには、矯正治療の流れの中で行われる外科手術もありますが、美容外科でも骨を削ったり切ったりしてあごの形を調整する手術も行われています。

矯正歯科と、審美歯科や美容外科の違いは何でしょう。どのような判断基準で、さまざまな選択肢から自分に合った治療方法を選んだら良いのでしょうか。

矯正歯科と審美歯科あるいは美容外科の違いを考えたとき、より医療としての役割が大きいのが矯正歯科であると私は考えています。歯並びにしてもあごの骨格にしても、矯正歯科ではより正しい噛み合わせ、しっかり噛んでものが食べられる〝健康〟な噛み合わせにすることをまず一番の目的としています。それに対して審美歯科や美容外科は〝美しくあること〟がもっとも重要なこととなります。

そのため、矯正治療では患者さんがイメージする完璧な歯並びや外見を実現することが難しい場合もあります。反対に美容整形では、健康的な課題を改善することができない場合もあるのです。その中で何を選ぶかは、やはりその人自身が何を求めているかであり、結局は本人次第ということになるのでしょう。

もし口元にコンプレックスがあって美容整形を考えている方がいれば、まず矯正治療を行って、それでも十分な満足が得られないときに、次のステップとして美容整形にチャレンジするという方法を私はおすすめします。

矯正治療というのは、健康的な噛み合わせを実現しながら、本来その人が持っている美しさを引き出すこともその役割だと私は考えています。何かを足したり盛ったりすることなく、その人の素材を大切にしながら美しさを追い求めているのです。その人の素材を出し切ったところが矯正治療のゴール。それでも満足が得られないときは、さらなる美しさを求めて、美容整形という選択があっても良いと思っています。

目や鼻などの整形を行う際も、もし歯並びやあごのラインが気になるときには、矯正治療を受けてから行ったほうが、全体的なバランスを整えやすく、また美しくもなるように感じています。

美容整形は短い期間で美しい見た目を手にすることができます。それと比較して矯正治療には、年単位の時間がかかりますが、そこには健康と、その人自身が本来持つ美しさを引き出すという目的があることも知っておいてほしいと思います。

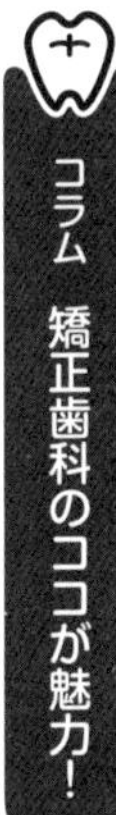

笑顔からのぞくキレイな歯並びは美しさの必須条件

ルーチェクリニックグループ
クラウンクリニック銀座院総院長　加藤 晴之輔

インターネット、ＳＮＳ、ＶＲなど、スマートフォン越しに情報が行き来する時代になりました。だからこそ人がリアルに対面することは、さらに貴重で価値あるコミュニケーションになってきていると思います。実際に会ったら「写真と違う！」「動画と違う！」といったことがないように、リアルこそより良い印象になる、見た目のケアはこれからさらに重要になるでしょう。

美容外科は、目や鼻、お顔、ボディなどの美容整形や、また若々しくあるためのアンチエイジングなどの治療をします。矯正治療も虫歯などマイナスをゼロにするのではなく、歯の見た目を美しくする、ゼロをプラスにする、スペシャリストの先生方が集まる領域だと思います。

美容外科の立場からも、美しさ、かわいさを追求すると、笑顔になったときに見られるきれいな歯が必ず必要です。男性も女性も魅力的な笑顔になるには、きれいに並んだ美しい歯はとても大事な要素です。笑顔はすごく素敵なのに歯がガタガタで残念……、とならないように矯正治療はなくてはならないものだと思います。

歯並びがきれいになると、一重まぶたが二重まぶたになるくらい、低い鼻が高くなるくらいインパクトがあります。印象が格段に良くなります。少しでも悩んでいたら、できるだけ若いうちに矯正したほうが良いでしょう。その方がずっと楽しい時間が増えるからです。

第二章

矯正治療とは何か

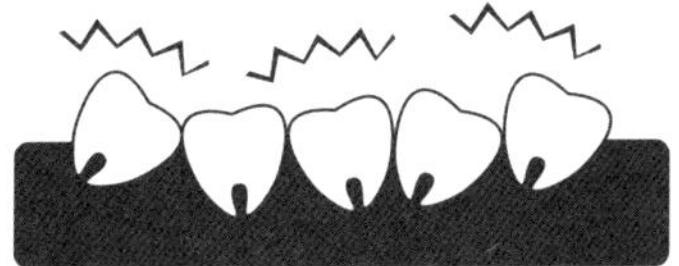

矯正治療がもたらす効果

リスクが少ない子どもの矯正治療

矯正といえば、以前は子どもたちが行う歯科治療というイメージが強かったと思います。それが最近では、大人になってから矯正治療を始める人たちが増える傾向にあります。それはここまで述べてきたように、大人になってから〝見た目〟の大切さに気づき、今からでも遅くない、これまで悩んできた歯並びをキレイにしたい！　と決意してくれる大人が着実に増えてきている、ということでしょう。

矯正治療は子どもの頃に始めるのがベストであるということは事実です。子ども時代はまだあごの骨も柔らかく骨格も少しずつ成長していくため、噛み合わせや歯並びに支障がある場合でも、その成長に合わせた治療が可能です。乳歯から永久歯に生え変わっていく状況や、体の成長の過程を利用するために、難しい状況でもていねいに時間をかければ、将来的には理想の形に近い歯並びが実現できます。

たとえばあごが小さいために歯が入りきらず、歯並びがガタガタになって生えてきてしまった場合でも、あごを拡大するなどの処置が可能です。骨の成長が止まってしまっている大人の場合は、あごの骨の大きさは手術以外の方法でほとんど変えることができませんが、成長段階にある子どもの場合は治療によって上下のあごの成長を抑制したり、促したりしてバランスを整えることができます。骨格的な改善をはかることができます。そのため抜歯をしなければならないという状況が、大人の歯科矯正に比べて圧倒的に少ないのも子どもの矯正のメリットといえましょう。

世界的に著名な矯正学者であるマクラマナ氏が、二〇一〇年（平成二二年）にアメリカ矯正歯科学会に発表した論文で、一一三五人の歯並びの悪い子どもたちを追跡調査したところ、矯正治療したグループと歯並びが悪いまま何もせずに放置したグループでは、症状改善率が三倍も違ったと報告されています。また放置したグループでは、八二パーセントの人が症状が悪化したか変化がなかったのだそうです。

つまり、子どもの頃に歯並びが悪ければ、そのまま放置しても良くなる可能性は極めて低い、ということです。ですから子ども時代に歯並びが気になったときは、早めに矯正歯科医に相談し、適切なアドバイスを受けると良いでしょう。

小児期の矯正治療を開始するタイミングについては症状によってさまざまですが、日本矯正歯科学会では七歳までに噛み合わせの専門医による診察を受けることを推奨しています。これは五歳でも六歳でも問題はないのですが、七歳までに診察を受ければ手遅れになることはほとんどないということです。そして、早い時期から矯正治療にアプローチすれば、それだけ負担も少なく、抜歯などのリスクも軽減される治療が受けられるのです。このため矯正治療は、子どものうちにやるのがやはり理想であると考えられます。

矯正治療はいくつからでも始められる

大人の矯正治療では、すでに骨格が完成しているため、子どもの場合と比較すると長い期間を要したり、抜歯の可能性が高くなるなどのリスクも考えられます。また仕事の内容によっては接客などの際に矯正装置が目立ち、見た目が気になるといった問題もあるでしょう。しかし、だからといって、大人になってからでは遅い、ということではありません。大人になってからでも、これまでずっと悩んでいた、気になっていたのであれば、やはり積極的に矯正治療を始めるべきだと私は考えます。

本来、問題のある歯並びを子どもの頃に治していれば、大人になってから治療を受ける必要はありません。しかし現実的には、矯正治療が必要だろうと思われる大人は、世の中にたくさんいます。私の歯科医院に足を運ばれた大人の患者さんに話をうかがうと、子どもの頃から自分の歯並びが気になっていたという人がほとんどでした。本人ご自身は子ども時代に矯正治療を受けたかったものの、さまざまな事情から諦めなくてはならず、ずっと我慢をしていた。それでも大人になって、子ども時代のコンプレックスを克服したい、改めてもっと見た目を良くしたい、などといった思いを強くして、自分で働いたお金でこれまでの念願だったきれいな歯並びを手に入れたいという人も少なくないのです。

歯並びのコンプレックスというのは、もちろん男女を問いません。見た目を美しく、というと若い女性だけかといえば、男性の方も見た目の印象を気にする人は多くいます。また、その人その人の人生のタイミングというのもあります。就活や婚活に向けて、あるいは結婚式のために、また子どもの親になって自分の歯並びが気になった、という方もいます。中高年の方たちも、もう年だからというのではなく、まだまだ積極的に矯正治療をしたいという方が以前と比べると多くなったように思います。現代は人生一〇〇年時代。なかには老後を楽しくイキイキと過ごしたいと、退職金を活用して、その資金と退職後のゆとりある時間を当ててチャレンジされる方もいます。

性別も年齢も関係なく、これまで抱いていたコンプレックスを解消したい、今の自分をランクアップさせたいという思いが、治療という機会に向かわせているのではないでしょうか。

矯正治療に年齢の制限はありません。いくつになっても可能です。ただし、高齢になるほど歯周病にかかってしまう比率が高くなるため、治療が難しくなる可能性もあります。また、きれいな歯並びが実現すれば、その後はずっとその歯並びを確保できると考えると、早ければ早いほど、後の人生のメリットは大きくなります。だからこそあなたが矯正治療に関心を持ったときが、最善のタイミングといえるでしょう。

矯正治療のメリットを知ろう

多くの人は自分の歯並びの悪さを気にして矯正歯科の治療を受けようと考えるようですが、矯正治療をすることの利点はそれだけではないことをご存知でしょうか。矯正治療に関心のある方に、ぜひ知っていただきたいことは、その効果についてです。

もちろん見た目はとても大事で、きれいな歯並びに憧れて治療を受けようと思われることは間違ってはいません。ただ、矯正治療を考えている方には、矯正治療はけっして見た目をきれいにするためだけの治療ではないということも知っておいてほしいと思います。

実は矯正治療を行うことで、次のようなさまざまなメリットがあるのです。

●見た目がきれいになる

まず、矯正治療のいちばんの目的といえば、やはり見た目の美しさでしょう。口元からのぞくきれいに並んだ歯は、見る人に好印象をもたらします。また、歯並び、噛み合わせが正しい歯は、口元がすっきりとして美しい表情を作り、顔全体の印象も変わります。

特に接客業や営業職の人は、歯並びをきれいにすると、人と会話をしたり接することに自信を持つことができ、仕事の成果にもつながることが多くあります。

●噛み合わせが良くなる

矯正治療では、見た目の美しさだけでなく、正しい噛み合わせにすることも重要な治療の目的です。歯並びが良ければ、前歯がきれいに並んでいるだけでなく、奥歯も上下が合い、しっかりと噛むことができるようになります。

もともと歯並びの悪い人は左右が対称でなかったり、しっかりと上下の歯で噛むことができない状態のことも多いので、しっかりと噛める状態を整えることは重要です。よく噛むことで唾液の分泌が良くなり、胃の消化を助けてくれるなど、健康面でも効果がありま す。

また、奥歯でしっかりと噛めるようになると、踏ん張りがきいて体のバランスが取りやすく、体に力が入りやすくなります。運動能力の向上にもつながります。

●体の不調が改善される

日頃からなんとなく体調がスッキリしない、という人の中には噛み合わせが原因のことがあります。歯の噛み合わせが悪いと体に歪みが出て、それがさまざまな症状となって体調不良に悩まされることがあります。噛み合わせが悪いままだと顎関節症や頭痛、耳鳴りなどの症状が出たり、腰痛や肩こりの原因になることもあります。

●歯のトラブルが減少する

もともと歯並びが悪い人は、歯の重なり部分が多くなる傾向にあります。きちんと歯を磨いたつもりでも磨き残しが多く、どうしても歯垢が溜まりやすくなります。このため虫歯や歯周病になるリスクが高いといわれています。

実際に歯並びの悪い人は、虫歯や歯周病になる確率が高いことがデータによっても証明されています。

●性格が明るくなる

口元に自信がないと、人と向かい合って話すことに苦手意識を持ったり、人とのコミュニケーションを避けたりするようになる傾向が出てしまいます。にっこりとした笑顔を自信をもって人に向けられれば、明るい印象を持ってもらえます。

高校生を対象とした調査でも歯列、咬合(こうごう)に異常のある生徒は、自己評価が低い傾向にあり、精神的なストレスを引き起こす要因の一つであるとも指摘されています。

自分に自信を持つことで積極性が身につけば、仕事や恋愛、友人などの人間関係にも大きな影響を及ぼします。

このように矯正治療では、見た目だけでなく体の健康や、心にも大きくプラスの影響を与えることができます。患者さんは歯列矯正によって見た目を良くしたいと思われるのは当然のことですが、矯正歯科医は噛み合わせも重視し、体や心の健康にも配慮した治療を行うことを心がけています。

自分の歯並びを自己診断してみよう

人の顔が一人ひとり違うように、歯並びもまた個々に違います。健康な大人の人の歯は親知らずを含めて三二本あり、それはほとんどの人で共通します。それでも毎日たくさんの患者さんの口の中を覗いている私から見ると、本当に皆さん個性的です。職業柄、お口の中を見ればその人が誰なのかわかるほど、歯の大きさ、形、生え方、並び方はそれぞれです。

もちろん顔の大きさやあごの形も違いますから、一人ひとり個性があるのは当然ですが、それでも美しい歯並びのイメージというのは皆さんにもあるはずです。

理想の歯並びを歯科医師の立場で解説すると、上下二本の前歯の間を結ぶ線（正中線）がまっすぐ顔の中心にあって、この線から左右対称になっていて、上の歯が下の歯に少しかぶっている状態です。また一本一本の歯に凹凸がなく、きれいに弧を描いて並んでいることも大切です。

理想的な歯並びといえば、俳優さんやタレントさんたちがその代表です。皆さん、ホレボレするほどきれいですが、きれいすぎてあまり個性がない人もいます。自分の歯をまったくいじらずになかなかあれほどキレイに並ぶのは珍しく、ほとんどの人は何らかの歯並びの治療をしていると思います。

芸能人の話は別として、一般的な暮らしをしている私たちで、治療が必要な、問題のある歯並びとはどんなものでしょう。実は、どの程度の歯並びだったら矯正治療が必要か、という線引きはありません。その判断には個人差がありますが、もしあなたがずっと歯並びが気になっているのであれば、一度、矯正歯科医のいる歯科医院で相談をしてみてはいかがでしょうか。

現在、あなたが歯並びで悩んでいるのであれば、まず自分自身がどのタイプなのか、自己診断してみましょう。

あなたの歯並びはどのタイプ？

チャートで自己診断ができます。

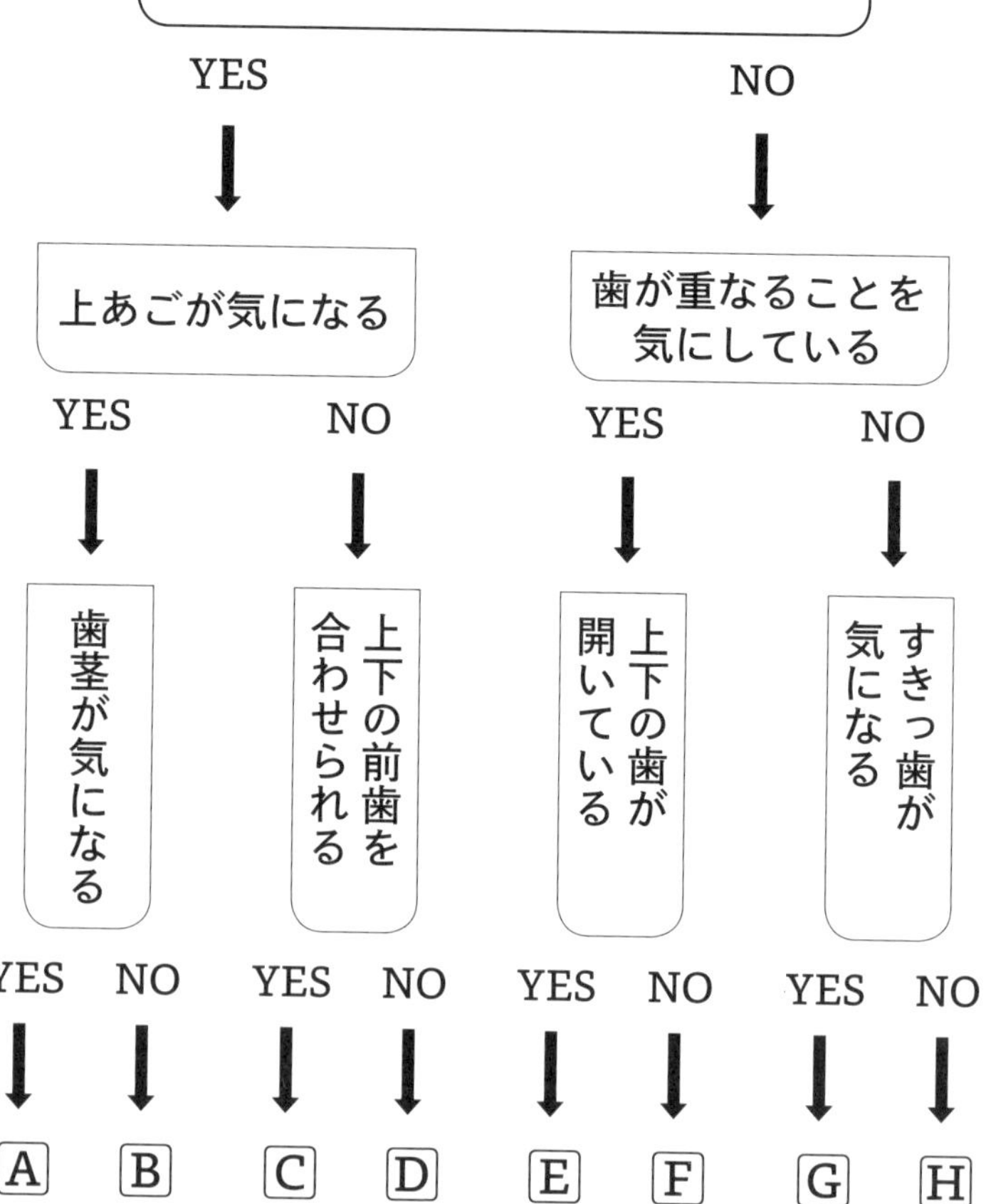

A　骨格性上顎前突

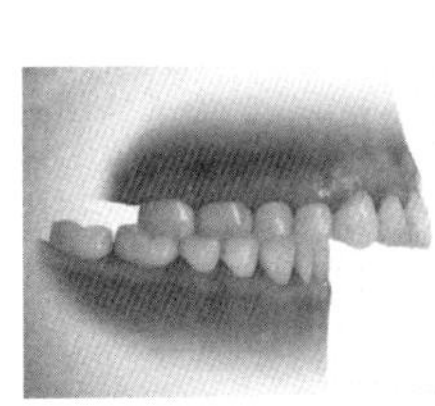

下あごに対して上あごが前に突き出て、出っ歯になっている。口元が尖って見えたり、口が閉じにくいことがある。笑うと、歯茎が露出する。

B　歯性上顎前突

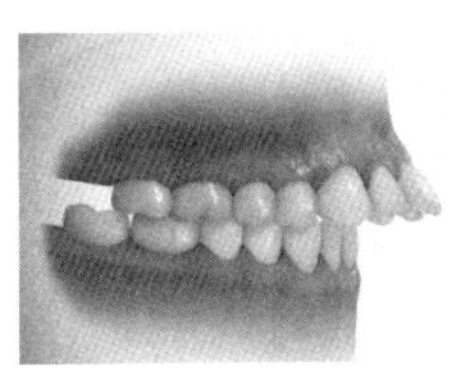

上下のあごの骨のバランスは問題がないが、上の前歯が前に傾斜して、出っ歯になっている。

C　歯性反対咬合

上下のあごの骨のバランスは問題がないが、下の歯が上の歯よりも前に出た噛み合わせになっている。受け口ともいう。

D　骨格性反対咬合

下あごの骨格が大きすぎて、下の歯が上の歯よりも前に出た噛み合わせになっている。受け口ともいう。

E

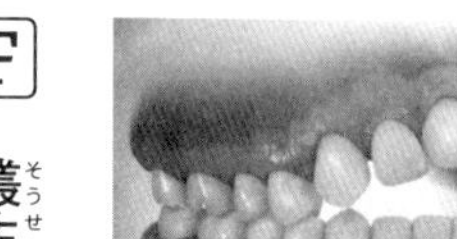

開咬

奥歯が噛み合っているのに、前歯の上下が噛み合わず、閉じようとしても口が開いた状態になる。

F

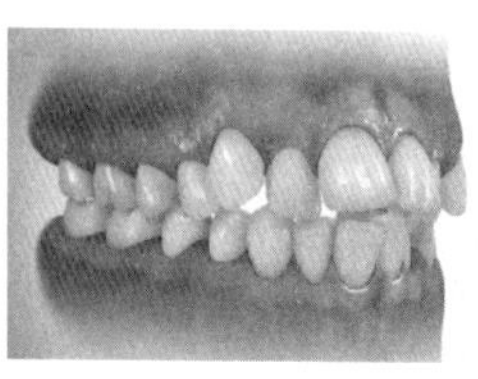

叢生

歯が凸凹だったり、重なって生えている状態。あごが小さいために歯が生えるスペースが足りなくなって起こることが多い。

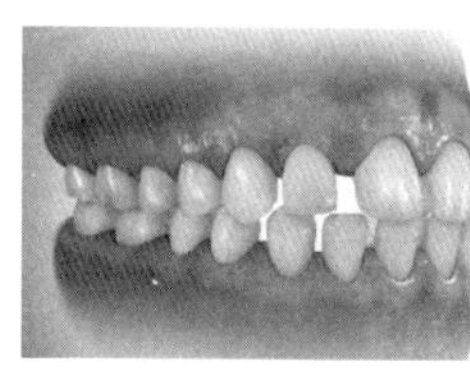

空隙歯列

歯と歯の間に隙間ができている状態。歯が極端に小さかったり、歯の数が足りない場合や、抜けた歯をそのまま放置していたために起こることもある。すきっ歯ともいう。

H

健康な歯並び

矯正治療が必要となる歯並びは、AからGの七つのタイプに分けられます。大きくは、歯並びのみに問題がある場合と、あごの骨格にも問題がある場合とがあります。

AとDは、歯並びとあごの骨格に問題があるタイプで、この場合には歯並びのみの治療では正しい噛み合わせにならない可能性が高く、症状によっては外科的な処置が必要となることもあります。健康保険の適用となり、口腔外科がある大学病院などとの協力が必要となります。

B、C、E、F、Gは、比較的軽度な症状であることから、一般的な矯正歯科で治療することが可能です。

矯正歯科の保険治療

保険治療と自由診療の違い

矯正治療は健康保険が使えず、自由診療でしか治療が受けられないと考えている人も多いのではないでしょうか。なかには治療には高額な費用がかかってしまうからと、矯正歯科にかかる前にあきらめてしまっている人もいるかもしれません。しかし、実は矯正治療に健康保険が使える場合もあります。ただし症例が限られていることと、一般の矯正歯科医院が保険治療を行うためには一定の条件と認可が必要なために、実際に健康保険で矯正治療を行える機関は限られています。そのため健康保険で行う矯正治療についてはあまり知られていないのが現状です。

ここでは健康保険で行える矯正治療について説明しましょう。

まず、一般的な矯正治療では、なぜ健康保険が使えないかについて考えてみます。もともと保険診療はすべての人が必要最低限の医療サービスを受けられるために作られた、国民皆保険という国が定めた制度によって運用されています。この保険制度が整っていることで、日本国内で暮らす人たちは、病気になってもお金の心配はそれほどしなくても、誰もが病院に行き、一定レベルの治療を受けることができます。

たとえば歯科医院では、保険診療で適応可能な治療方法や料金、処方される薬など細かいルールが規定されています。虫歯を削って何点、抜歯をして何点と処置費用が決められていて、同じ治療であればどこの歯科医院で受けても、治療費が変わることはありません。ただし歯科医院では保険のきかない治療というのもあるといった印象をお持ちの方も多いのではないでしょうか。これは歯科の場合、たとえば銀歯の詰め物を目立たないセラミックにする、抜けた歯をインプラントにするなど、審美性や快適性、性能面を重視して、より良い治療を受けることができる選択肢があり、そのための費用として考えられています。

特に歯科の場合は、審美性を良くしたいとなると、どうしても保険診療では限界があり、自由診療を選択する方が多いということでしょう。

一般的な矯正治療が自由診療であるのも、歯並びの悪さは病気ではなく、見た目の問題であるという捉え方によるものといえます。実際には矯正治療は見た目だけでなく、噛み合わせの治療でもあり、健康にも深く関わりがあるものですが、残念ながらそれを国の制度では病気であるとは捉えられていないことが、保険適用されていない理由の一つになっています。

では健康保険が適用される矯正治療とはどんなものかというと、健康に大きな影響をもたらすと考えられるような症状の場合になります。

実は矯正歯科の治療に保険が適用されることになった背景には、ある事件がありました。国民皆保険制度は一九六一年（昭和三六年）にスタートしました。しかしその当時、矯正治療は保険が認められていませんでした。ところが一九七五年（昭和五〇年）、社会に大きな衝撃を与える出来事がありました。

北海道の苫小牧市で、口蓋裂（こうがいれつ）の子どもを持つ母親が、将来を悲観してその子を殺してしまったのです。口蓋裂とは先天性異常の一つで、口の中の上あごの歯列の内側の部分が裂けた状態のものをいいます。唇が割けてしまっている口唇裂（こうしんれつ）と合併した口唇口蓋裂として起こることもあります。日本人に比較的多い先天性の口唇口蓋裂は、新生児のおよそ五〇〇人から七〇〇人に一人とも言われています。

当時、口蓋裂の手術では保険が適用されましたが、矯正治療は保険が適用されていませんでした。そのためこの子どもは治療ができず、上手にものを噛むことができませんでした。発音も不十分でうまくしゃべることができず、将来を悲観した母親によって悲しい事件が起こってしまったのです。

この出来事がきっかけとなって、「口蓋裂児を救おう」という運動が全国に起こりました。矯正歯科学会でも国に働きかけ、一九八二年（昭和五七年）に口唇口蓋裂の矯正治療に保険が使えるようになりました。さらに顎変形症（がくへんけいしょう）なども加わり、現在では約四〇の疾患で、保険による治療が可能になっています。

保険適用の矯正治療は、指定自立支援医療機関と呼ばれる医療機関でしか受診ができません。指定自立支援医療機関とは、厚生労働省から認定を受けた医療機関のことで、身体上の障害を軽減し、日常生活を容易にするための治療を目的とし、厚生労働省の設けた基準をクリアしている医院のみ認定されます。

認定されるには、

■施術する矯正歯科クリニックが健康保険治療をおこなっていること。
■顎口腔機能診断施設基準を満たしており、知事の指定を受けていること。
■手術施設が健康保険治療をおこなっていること。

といった条件が定められています。

歯科医師の中でも、矯正歯科の技術を持つものは全体の四パーセントほどです。さらにその中で、保険対象となる矯正治療を行っている歯科医院は、それほど多くはありません。治療の難易度が高い患者さんは、歯科大学に付属する大学病院などで多く受け入れていますが、個人が経営する歯科医院では限定的です。

私が経営する『プロ矯正歯科』もこの基準を満たし、認可をいただいているので保険診療を行っています。

保険適用の矯正治療

保険が適用となる症状は厚生労働省によって明確に決められていて、保険診療を対象とする矯正治療には、次のような条件が定められています。

①「厚生労働大臣が定める疾患」に起因した咬合異常に対する矯正歯科治療。

②前歯三歯以上の永久歯萌出不全に起因した咬合異常（埋伏歯開窓術を必要とするものに限る）に対する矯正歯科治療。

③顎変形症（顎離断等の手術を必要とするものに限る）の手術前・手術後の矯正歯科治療。

先天性の疾患の場合は、噛み合わせに異常が出ることが分かっているため、治療の必要性があることから保険の適用が認められています。③の顎変形症では、個人差があり線引きは難しいのですが、上あごと下あごの骨格に大きなずれがあって、外科手術をしないと噛み合わせが改善できない場合が保険適用の対象となります。上あご前突や反対咬合、開咬などで、うまく食べ物が噛めなかったり、発音が不明瞭といった状態であれば外科手術の対象となり、医療保険適用の一つの目安となります。

日本人では下あごが突出して下の歯が上の歯の前にある下顎前突症（受け口）がもっとも多く見られます。また、あごの骨の発育異常の他にも、外傷や手術後の変形などが原因となることもあります。

外科的矯正治療の流れ

保険が適用される顎変形症による矯正治療は、外科手術と歯列矯正を組み合わせた治療が行われます。外科的矯正治療は、次のような流れで行われます。

①矯正精密検査および診断

歯並びと顔の骨格状態を詳細に調べるため、口腔内写真、顔貌写真、あごと歯のレントゲン写真、セファログラム（頭部X線規格写真）の撮影などの精密検査を行います。検査の結果を分析し、治療が必要と判断すれば、保険適用の外科的矯正治療の決定をします。

②手術前矯正治療開始

手術前に術後のあごの骨格の位置や噛み合わせを予測しながら、矯正治療をスタートします。期間は症状や程度によって異なりますが、おおよそ一～二年程度の治療期間がかかります。

③外科手術

外科手術は入院して行います。手術方法は上あごのみの場合と、下あごのみの場合、上下同時に行う場合と三タイプあります。手術方法や入院期間は、医療機関によってさまざまですが、おおよそ五日～一四日間くらいとなります。

④手術後矯正治療

手術後、あごの後戻りを予防しつつ、適切な噛み合わせが構築でき、かつ安定してくるのを待ちます。治療期間は一年前後です。

⑤動的矯正治療終了後、保定（ほてい）治療へと移行

良好な噛み合わせを維持するために、保定治療へと移行します。簡単な取り外し可能な装置を、使用状況に応じて一日数時間から二四時間、装着してもらいます。

保定治療の治療期間は、症状や患者さんの年齢、使用状況によってさまざまです。

保険治療のメリットとデメリット

矯正治療を保険治療で行った場合、費用の支払いは一割から三割負担となるのが通常です。自由診療で行う矯正の費用が一〇〇万円程度の場合、一五万円から三〇万円ほどですむことになります。ただし、矯正歯科でかかる費用以外に、入院して外科手術を行うため、入院、手術のための費用がかかります。入院手術については高額療養費の対象となるため、所得によって負担額が異なりますが、一〇万円から二〇万円程度が目安となります。

このように外科手術と歯列矯正を合わせても、保険治療なら通常の自由診療よりも費用を抑えることができます。

保険治療では当然のことながら健康保険から費用が補填されるため、さまざまな制約があります。まず保険適用となるかどうかは、保険診療が認められている矯正歯科医院で行われる検査と歯科医師の判断によって決まります。患者さん自身が保険診療を受けたくても、歯科医師に認められなければ受けることはできません。

たとえば人よりも下あごが出ていることを気にしていても、それが歯科医師によって適用外であると判断されれば、保険を使った治療を受けることはできません。その場合、精密検査の費用は自己負担となってしまいます。

また、治療に関しても細かなルールが定められています。治療の流れでは、まず術後の噛み合わせの状態を想定しながら、歯並びの矯正を一～二年程度かけて行い、それから外科手術であごの骨格の位置を調整することが決められています。患者さんの中には、先にあごの骨格を整えてほしいとおっしゃる方もいますが、保険診療ではそうした要望にはお応えできません。

また歯列矯正をするための装置も、自由に選ぶことはできません。あまり目立ちたくないから歯の裏側にブラケットをつけたい、マウスピース型の矯正装置にしたい、という選択はできません。

たとえは歯列矯正中に結婚式を行うことになり、このときだけは取ってほしいという要望も、自由診療なら可能ですが、保険診療では難しいでしょう。装置を取り外したり、壊れた装置を補修するといった費用が、保険診療では請求することができないため、対応ができないのです。

一般の歯科治療では、虫歯や歯周病の治療は保険で行っていても、途中でもっと良い材料を使いたい、見た目を良くしたいとなったときに、保険がきかない材料を選択することも可能です。しかし矯正治療では、一度保険で行う選択をすると、最後までそのルールで決められた治療を行わなければなりません。

患者さんのなかには、自由に矯正装置を選びたいと、外科手術を伴う矯正治療でもあえて自由診療を選ぶ方もいます。長期間にわたる治療となるため、保険治療でできること、できないことをきちんと理解して、納得をして治療方針を決めることが大切です。

私は歯科大学を卒業してから一〇年間、大学の歯科矯正学教室に在籍、大学病院の矯正歯科を訪れる患者さんたちの治療にあたりました。ここは個人が経営する地域の歯科医院では対応が難しいような紹介状を抱えた患者さんも多くいて、保険診療での治療も多く手がけました。

こうした経験があったので『プロ矯正歯科』でも保険診療の患者さんを受け入れたいと、東京都知事から指定自立支援医療機関の指定を受けて、保険診療を続けています。

私の歯科医院で保険適用の外科的矯正治療をした患者さんの中で、特に記憶に残っている患者さんがいます。

一〇代の男性の方で、口唇口蓋裂（こうしんこうがいれつ）という先天的な障害があったため、見た目にとてもコンプレックスを持っていました。小学校時代にいじめにあったことから引きこもりになってしまい、中学校に入ってからもほとんど学校に行かない生活をしていたそうです。ご両親が少しでも自分に自信がもてるようにと、私の歯科医院に連れて来られました。

彼の場合はかなり難しい症例で時間がかかりましたが、高校を卒業する年齢になる頃には、あごのラインも口元も見違えるほどきれいになり、ずいぶんと顔立ちが変わっていました。それから保定治療のために数ヵ月に一度、二年ほど来院してくれましたが、どんどん明るい青年に変化していきました。

以前はうちの歯科医院に来るときしか外出しなかった彼が、今はアルバイトを始め、友だちもできたと嬉しそうに語ってくれました。ご両親からも感謝され、本当に涙が出るほど嬉しかったです。

特に保険適用の症状を持つ患者さんは、歯列の状態だけでなくあごの骨格にも問題があるため、顔貌（がんぼう）に対するコンプレックスを抱えた人も多くいます。悩みが大きいだけ治療にも真摯に向き合い、治療後に状態が改善されることで、とても喜ばれます。患者さんから感謝の言葉をいただくと、本当に良かったなと、私たちも大きなやりがいを感じます。

自由診療の心づもりでカウンセリングを受けたところ、ご自身の症状が保険適用になることを知り、保険を使った診療をされた患者さんもいれば、あえて自由診療を選択する患者さんもいます。どちらがベストというわけではなく、患者さんご自身が納得する治療法を選択することが、その後の良好な経過、結果へとつながっていくのだと思います。

第三章

理想の歯並びを手に入れる

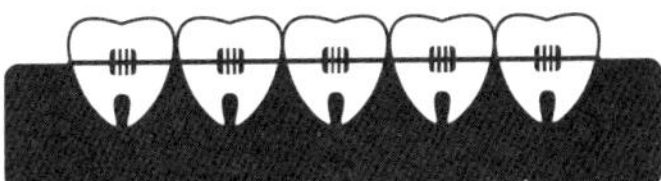

信頼できる矯正歯科医を見つけるために

名ばかりの矯正歯科医も存在する

私は歯科大学を卒業してから、大学の歯科矯正学教室に在籍し、大学病院の矯正歯科で患者さんたちの治療を約一〇年間担当していました。そしてその後、都内に念願の矯正歯科医院を開業しました。

矯正歯科では一般の歯科治療の技術に加え、難易度の高い矯正歯科治療としての技術を身につけなければならず、大学を卒業して国家試験に受かっただけではなれません。知識と技術、そして時間と経験が必要です。

日本には約一〇万人の歯科医師がいると言われていますが、その中で約三割の歯科医師が何らかの矯正治療を行っているとされています。プロローグでも少し触れましたが、大学の六年間の勉強では、矯正歯科に関しての詳しい講義はなく、臨床の現場もほとんど経験できないというのが現実です。

なにしろ矯正歯科の治療は長期にわたって患者さんの歯の状態をコントロールし、管理しなければならないため、大学での講義では学ぶことがほとんど不可能なのです。しかし、日本の歯科医師法によれば、歯科医師免許を持っている者は、歯科医学に関するあらゆる分野の治療が認められており、歯科医師であれば誰でも矯正治療を手掛けることができます。ですので矯正治療に関する十分な知識と経験がない歯科医師であっても、自分の開業した歯科医院に「矯正歯科」と掲げることは違法ではありません。しかしそれでは、その看板を信じた患者さんは、残念ながら本当に良い矯正治療を受けられないことにもなります。

矯正治療は虫歯や歯周病の治療とは異なり、時間もお金もかかります。信頼できる矯正歯科専門の歯科医師と出会うことが、納得のいく治療を受けるための第一歩です。では、どのようにして信頼のできる矯正歯科医を見つけたらいいのでしょうか。

日本には矯正歯科治療に関連する学会や研究会がいくつか存在しますが、その中でももっとも多くの会員数を抱えている歴史ある学術団体が『日本矯正歯科学会』です。この学会では、国民が広く矯正歯科医を選ぶことができるように、基準となる専門認定制度を設けていますので、現在もっとも信頼できる評価だと思います。

日本矯正歯科学会「認定医」を取得するためには次のような条件が必要です。

- 歯科医師免許を有すること。
- 歯科医師免許取得後、五年以上継続して学会会員であること。
- 学会指定研修機関において五年以上の矯正歯科研修を終了した者。
- 学会が認めた学術刊行物に矯正歯科臨床に関する報告を発表した者。
- 学会倫理規定を順守する者。

以上の点をすべて満たすと、学会認定医として資格証が交付され、社会的にも矯正歯科医として認められるものとなります。日本矯正歯科学会の認定医は、現在約三三〇〇名です。さらに認定医の中でも高いレベルの資格認定を受けた約三〇〇名の日本矯正歯科学会「専門医」がいます。

このように日本矯正歯科学会の認定医、専門医なら矯正治療に関する専門知識や診療技術の面から信頼できる矯正歯科医といえるでしょう。

私は日本矯正歯科学会認定医の認定証を、歯科医院の待合室に掲げています。通院する歯科医院に問い合わせてみるのもいいですし、ホームページに歯科医師のプロフィールを掲載している歯科医院もあるので、確認してみても良いでしょう。

良い矯正歯科医を見つける判断基準

矯正治療と、一般の虫歯や歯周病などの歯科治療との違いを、治療を受ける患者さんの立場から考えてみましょう。

治療が長期にわたり、費用が高額であること、外見に大きな影響を与えることなどがその主だったものではないでしょうか。矯正治療では、どこの歯科医院を選ぶか、どの歯科医師に治療してもらうのかは、より慎重に選びたいと思われるのも当然のことだと思います。

しかし、一般の人たちが矯正歯科医師の良し悪しを技術的な部分で判断するのはとてもむずかしいことです。ではどこで判断するか――。

ここでは信頼できる〝矯正〞歯科の歯科医院を基準とした、一般の人でも見分けが可能なポイントをご紹介します。

■精密検査に頭部X線規格写真（セファログラム）の撮影がある

セファログラムとは、歯科矯正の治療に欠かせないレントゲン写真撮影を行う検査機器、レントゲン写真のことを指します。顔面、頭部のレントゲン写真を撮影し、歯列弓や上顎・下顎の位置などが確認できます。セファログラムによって上下のあごの大きさやズレ、あごや唇の形態、前歯の傾斜、口元のバランスなどの状態を正確に知ることができます。

矯正歯科ではセファログラムは診断のグローバル・スタンダードで、矯正学を学んでいる歯科医師にとってはアルファベットを学ぶようにここから矯正のＡＢＣを学びます。セファログラムを置いていない、使わないという矯正歯科医はありえない、というのが私の考え方です。

電話などで初診の予約を行うときに、「セファログラムはありますか？」と尋ねることも、きちんと矯正治療を行っている歯科医院かどうかの判断にもなります。

■精密検査の結果を分析・診断できる

矯正治療を行うためには、セファログラム以外にも、臨床検査として口腔内やあご・咬合機能の検査、虫歯リスク、歯周病検査など複数の検査が必要です。さらに診断資料の分析として、模型分析や頭部X線規格写真の分析なども行います。

一人ひとり異なる患者さんの状態を把握し、今後の治療計画を立案することは、その後の治療を大きく左右します。こうしたさまざまな検査を実施した上で、検査結果を詳細に分析した治療計画が立案されていることが大切です。

■患者さんの声にしっかり耳を傾けてくれる

長期にわたる矯正治療では、患者さんと歯科医師の信頼関係が何よりも重要です。歯科医師が一方的に治療方法を説明するのではなく、患者さんの意向をしっかりと聞いてくれることも大事です。ときには歯科医師が考えるゴールと、患者さんがイメージする歯並びが異なることもあります。困ったこと、不安なことがあればしっかりと伝えることが、良い治療のためには欠かすことができません。また歯科医師も患者さんの声にしっかりと耳を傾ける姿勢がなければ、お互いが納得する治療とゴールは成し遂げられません。

■治療の選択肢を提案してくれる

近年、矯正治療技術の進化や矯正装置の開発により、治療法の選択肢も多くなってきました。年齢や生活環境など、患者さん一人ひとりの環境は異なりますし、どの治療法がベストであるということも決められません。

矯正装置の違い、治療期間、費用などの選択肢も幅広く、また治療方法によってそれぞれのメリット、デメリットもあります。患者さんの要望に耳を傾け、患者さんが納得のいく治療法を選択できるように、良いアドバイスをしてくれる歯科医師であれば安心です。

■セカンドオピニオンを取り入れている

セカンドオピニオンとは、現在診断を受けている主治医以外の医師に、治療について第三者的な意見を求めることです。別の医院で他の意見を聞くことによって、自分自身が本当に納得できる診療内容を選択することができ、より自分に合った治療法を知るためにも有効です。

■転居しても治療の継続が可能

矯正歯科では、治療が長期間にわたるため、思わぬ事態が起こることがあります。治療中にもっとも避けたいのが、治療の中断です。矯正治療を途中でやめてしまった場合、歯並びや噛み合わせが治療前よりもさらに悪くなってしまうこともあるからです。

転勤・転職などで遠方に引っ越してしまうなどの場合にも、継続して治療が行えるように、転居先にできるだけ近い矯正歯科医を紹介してもらう「転医システム」がある歯科医院なら安心です。

■常勤の矯正歯科医がいる

一般の歯科医院で矯正治療も行っている場合、多くは常勤の歯科医師ではなく、週に一回とか月に二回など、定期的に矯正専門の歯科医師が非常勤という形でその歯科医院で治療にあたる場合もあります。

できれば矯正歯科医が常勤している歯科医院であることのほうが望ましいでしょう。その理由としては、常勤の矯正歯科医がいる歯科医院では、当然、矯正治療に力を入れているため、画像診断ができるなど矯正歯科に必要な撮影機器などの環境・設備が整っているからです。また、矯正装置が取れてしまったなど器具に不具合があった際も、緊急で対応することができます。

非常勤の歯科医師の場合、歯科医師のスケジュールに合わせて通院しなくてはならないため、患者さん側の学校や仕事の都合などによって日程に合わせて来院することができなくなる場合もあります。治療が長期にわたるため、そうした状況にも柔軟に対応できるのは、やはり常勤の矯正歯科医がいる体制です。

矯正歯科を専門とする歯科医院なら同じ担当医による一貫した治療が行われるのが基本です。もし転院や異動などで担当医師が変わっても、しっかりと情報を共有して治療を引き継いでくれるので、治療の方向性に変化がなくトラブルも起きにくいといえましょう。

地域によっては通える距離に矯正歯科医が常勤する歯科医院がないということも考えられます。その場合はどのような対策が取れるかをしっかりと歯科医院と相談し、サポート体制や取れる対策を確認しましょう。

ただし、矯正歯科の治療は一ヵ月に一回程度の通院のペースですので、遠方でも信頼できる歯科医院を選ぶというのも選択肢の一つです。私の歯科医院にも全国各地から、月に一度の上京を楽しみにして通院されている患者さんたちもいらっしゃいます。

■専門知識のある歯科衛生士やスタッフがいる

矯正治療中は複雑な器具を装着するため、自己管理がとても重要になります。歯磨きの仕方一つをとっても一般の歯科治療と指導法が異なるため、矯正歯科に対する豊富な経験と知識がある歯科衛生士やスタッフがいると安心です。主治医の指導監督のもと、適切な口腔衛生指導や食事指導、MFT（舌のトレーニング）が受けられます。

インターネットの功罪

あなたは知りたい情報をどのように入手しますか？　今の世の中では〝情報〟というものはすべてと言っていいほど、SNSなどインターネットを通じて集められることが常識となっているようです。知りたいことがあればすぐにスマートフォンやパソコンを通じて検索し、そこに書かれている内容をチェックして、情報を得られたと満足します。もしあなたが矯正治療を考えたときも、まずは歯科医院をネットで検索して……、という方が多いのではないでしょうか。

もちろん私たち歯科医院側もできるだけ多くの人に自分たちの治療方法や考え方などを発信し、情報を提供したいと考えて、インターネットを活用してホームページを掲載したり、歯科医院の検索サイトに登録したりしています。

ホームページは今や歯科医院にとっても新たな患者さんを獲得するための大事な手段です。歯科医院の看板、顔ともいえますから、それぞれに創意工夫を重ねてつくっています。私の経営する『プロ矯正歯科』でも、歯に悩みを抱えている患者さんの疑問や不安に答えられるよう、さまざまな情報を提供しています。

ただし医療機関がホームページを掲載する際は、厚生労働省が定めたガイドラインがあるため、効果効能を謳（うた）うことはできません。むしろそうした表記がある場合は、疑ってみたほうが良いかもしれません。

ところであなたは、歯科医院の検索サイトなどでずらりと並んだ歯科医院から、どのようにして良い歯科医院を見つけ出そうとしていますか。星の数でしょうか？　ランキングの順位でしょうか？　それとも口コミですか？

こうした患者さんからの評価は、歯科医院としても戦々恐々です。口コミサイトの評価は影響がとても大きく、★一つ、辛口なコメント一つ、一人の患者さんのマイナスな評価が、ときには歯科医院の経営を揺るがすことさえもあります。

私が理解してほしいのは、検索サイトや口コミは、良い歯科医院を探す手段の一つになるかもしれませんが、それを一〇〇パーセント信じ込むのはとても危険だということです。

なぜならそこには個人の主観によるものが多くを占めているからです。

まずは★の数だけにとらわれないで、できるだけ口コミをいろいろと読んでみてはいかがでしょう。自分と近い症例や悩みの人がどのような治療を受けたか、どのような感想を持ったか、たくさんチェックしていく中で自分なりの選択をするのが正しいインターネットの活用法だと思います。

また、ホームページでメールでの相談窓口を設けている歯科医院も多いので、まずはこうしたところにアクセスして、相談に乗ってもらうのも良いでしょう。

今はさまざまな情報が簡単に手に入る時代ですが、その内容は玉石混交です。情報をそのまま鵜呑みにせず、しっかりと内容を精査して判断することが大切です。

患者さんにも知ってほしい矯正歯科医の本音

患者さん自身が納得できる矯正治療を受けるためには、歯科医師との信頼関係がなによりも大切でしょう。もちろん歯科医師の立場からすれば、患者さんが治療に納得して前向きに取り組むことができるよう、信頼を高めたいと努力する姿勢が求められます。

昔は「先生」と呼ばれる職業の人は、敬意を持って接してもらえたものですが、今はなかなかそうはいきません。歯科医師も「先生」とは呼んでもらえますが、歯科医院に来てくださる患者さんはお客様でもあります。医療従事者であっても競争社会で生き抜くサービス業でもあるのだと、歯科医院を経営していてつくづく思います。患者さんたちに多く接していると、ときにはさまざまな感情が湧きますが、ここはグッと我慢して……ということも実は多くあります。

患者さんに面と向かっては言うことはできませんが、この場を借りて、歯科医師もこんなことを考えているのだ、という本音の部分をちょっとだけお伝えしたいと思います。

私たち歯科医師がいちばん困る患者さんとは、どんな人だと思いますか？　それは約束を守らない人なのです。これは歯科医師と患者だからというわけではなく、私は人間同士のお付き合いの基本だとも言えると思っているのですが……。

よく歯科医院では診療のことを診療予約といいます。「次の診療の予約をとりますね」と言うふうに、ですね。でも私からしてみると、それは予約ではなく約束だと思っています。私たち歯科医師は時間を切り売りしているような仕事で、自分の時間を患者さんのために捧げて、お金を頂いているわけです。

今は歯科医院ではほとんどが診察を予約制にしています。これは患者さんをお待たせしないためのものです。もちろん予約制にすれば患者さんが集中することなく、歯科医師も一人ひとりの患者さんに十分に時間をとって落ち着いて治療ができるなどのメリットがありますが、何よりも患者さん自身の貴重な時間を無駄にしないようにと考えての配慮なのです。

ところがこの予約を当日になって突然キャンセルしたり、約束の時間に来ない患者さんが、実は少なからずいます。ご本人にとっては、急な予定が入ってしまった、忙しくて忘れてしまったなどの理由があるのでしょうが、こちらはその患者さんのためだけに、体と場所を空けて用意して、お待ちしているのです。患者さんが来なければその時間は仕事ができず、こちらの時間が無駄になってしまう、ということなのです。

私は患者さんの予約は、その時間に歯科医師があなたの治療をしますよ、という約束だと思っています。患者さんはたくさんいるのだから、一人ぐらい抜けても……と思われる方もいるかも知れませんが、歯科医師も一人ひとりの患者さんの症状を理解して、頭に入れて患者さんと向き合う準備を整えています。

予約をする、ということだけではなく、治療のすべてはやはり約束なのです。たとえば装置をつけましょうというのも、歯磨きをしましょうというのも、この治療を行うためには大切な約束なのです。そうして互いに約束をして、患者さんに守ってもらうことで信頼というものが結ばれていく、というのが私の考え方です。予約を守るという最低限のルールが、互いの信頼関係を守る上での第一歩であると、患者さんにも思っていただくことを切に望みます。

さらに患者さんのなかには治療の途中で自分の判断でやめてしまったり、中断してしまうことがあり、これも矯正歯科医としては悩みの一つです。歯科でも医科でも、治療を途中でやめてしまうと、本来の目的が達成できないばかりか、状況によっては治療前よりも悪い状態になってしまうことがあります。

治療を中断してしまう理由として一番多いのが、仕事や学業が忙しい、ということがあります。また、引っ越しをして遠くて通いにくくなった、という場合もあります。中学生や高校生では、受験のために中断したいとか、大学生では半年、一年間留学をするという場合もあります。

中断する場合でも、しっかりとその理由と期間を伝えてくれればその対処の方法はあるのです。しかし中途半端な歯列矯正のまま放置すると、再び歯並びが悪くなってしまったり、歯が動きすぎてしまうこともあり、噛み合わせがしっかりとできなくなってしまう場合もあります。放置して治療期間を中断してしまうと、せっかくこれまでかけてきた時間が後戻りして、治療完了までの時間がさらにかかってしまうことも多くあります。

矯正治療というのは、一つ一つのステップを踏みながら、理想とするゴールに向かって進んでいく治療です。このゴールに辿り着くまでは、歯科医師と共に走り続ける覚悟というものをしっかりと持って、治療に取り組んで欲しいと願います。

だからこそ、歯科医師と患者さんの信頼関係の大切さを痛感する日々なのです。

コラム　矯正歯科のココが魅力！

健康な体作りのために矯正は決して贅沢ではない

一般社団法人日本女子プロゴルフ協会　佐藤ゆみ

スポーツでトップレベルを目指す人たちは、自身の肉体への意識がとても高いものです。

まさしく体が資本ですから、マイナス面があれば積極的に改善に取り組むのは当然のこと。私が関わらせていただいている女子プロゴルフの世界でも、歯並びや噛み合わせに関してかなり関心が高く、プロゴルファーになった後に矯正治療を始める人も多くいます。

さらに最近はプロゴルファーの若年化が進んでおり、低年齢からプロゴルファーを目指すという明確な目標を持っているお子さんたちもいます。

見た目はもちろんですが、スポーツアスリートとして噛み合わせの重要性を意識されている親御さんも多く、早めに歯科矯正をされているようです。そのためか、プロになったときからすでに歯並びが良い選手が最近はとても増えています。

私自身、欧米においては歯列矯正が身だしなみの一つであり、特別なことではないと知っていました。さらにタイや台湾を旅行した際に、歯の表面がほとんど見えないくらいにギラギラのメタルブラケットを付けて、その姿を恥じることなくむしろおしゃれをアピールしているかのごとく歯列矯正をする人たちを何人も見て、歯列矯正を意識するようになりました。またその頃、人生の自己投資のために何かをしたいと思いはじめ、歯列矯正にチャレンジする決意をしました。

私は仕事柄、さまざまな人と会う機会も多いため、目立たないマウスピース型のインビザライン矯正を選びました。出張が多く、その際はほぼ三食を誰かと一緒に食べなければならない状況、しかも常にトランシーバーでの呼び出しに対応しなければならず、歯磨きをする時間を確保するのに苦労した記憶があります。でも慣れてくると一回くらい歯磨きができなくてもそれほど神経質にならなくても大丈夫と、気楽に楽しめるようになりました。

治療後に出産しましたが、歯の健康には人一倍気をつける習慣がついたおかげて、妊娠中も虫歯や歯周病になることなく健康に過ごすことができました。

健康な歯の価値は一本一〇〇万円とも一五〇万円とも聞いたことがあります。ですので健康な歯は、もっと評価されてもいいのではないでしょうか。

矯正治療はたしかに経済的な負担は少なからずありますが、健康な歯をより長く保つために、ひいては健康な体づくりのために、決して贅沢なものではないと思います。私も身近な人たちが歯に悩んでいたら、矯正治療をすすめています。歯列矯正がもっと身近なものになればいいと思います。

安心して矯正治療を受けるために

治療の開始前に知っておきたいポイント

私の歯科医院では、初診で訪れた患者さんに、まずアンケートにお答えいただいています。今回来院された理由や、矯正治療に何を求めているのか、どのような治療を希望するのかなどの患者さん自身の考えを、事前に少しでも知っておきたいという思いからです。

多くの方は、矯正治療を保険がきかない自由診療で受けることになります。費用は高額になりますが、その代わりに自分が望む治療を選択できるというメリットもあるのです。たとえば矯正装置を表側にするか、裏側にするか、それともマウスピースにするかの選択をするのも患者さん自身です。また、治療の途中で装置を変更することも、金銭的な問題がクリアにできれば容易です。歯科医師が「こうしましょう」よりも、患者さんが「こうしたい」という思いを実現できるのが自由診療の大きな魅力です。そのためにも自分自身の目指すべき治療の方向性を持っていることはとても重要です。

ここでは当院のアンケートの内容をアレンジしてまとめてみました。もしあなたがこれから矯正治療を受けるのであれば、これらのポイントについて自分の考えを明確にし、歯科医師に伝えることができれば、歯科医師との理解が深まり、納得できる治療が叶えられると思いますので、ぜひ参考にしてください。

①自分の顔をどのように改善したいか

現在の顔全体の印象の維持を望むのか、あるいは改善したい部分があるのかを確認します。特に上あごや下あごの凹凸が気になったり、エステティックライン（鼻の先端とあごを結んだライン）を意識しているかなどが重要です。

②前歯をどのように改善したいか

歯並びをきれいに見せたい、歯の大きさを小さくしたい、隙間をなくしたいなど、なりたい前歯のイメージを確認します。また審美歯科の治療の可能性についても検討します。

③抜歯、非抜歯の希望

できるだけ抜歯をしない治療を心がけても、患者さんのお口の中の状態によっては、歯を抜かなければ治療ができない場合もあります。その点を納得できるのか、あるいは絶対に歯は抜きたくないのか、患者さんの考え方によっては、治療の方法が大きく変わることもあり、重要なポイントです。

④どのような矯正装置が希望か

目立つ矯正装置、目立たない矯正装置、取り外しができないもの、できるものなど、さまざまな矯正装置があります。治療の費用や期間にも関わってきますが、どのようなものだとベストなのかの希望を確認します。

⑤期間はどのくらいを希望するか

どれくらいの期間で治療を完了したいか。通常のスケジュールでいいか、短縮を望むかなど。二年後の就職活動までには装置を外したいなどの、具体的な希望もあれば伝えます。

⑥入院できるか、できないのか

外科的矯正治療や埋伏歯の同時抜歯などの場合、入院が必要な処置もあります。そうした治療をすることはできるかを確認します。

⑦虫歯、歯周病、全身疾患の有無

虫歯や歯周病があると、矯正治療に入る前に、矯正前準備としての治療が必要となります。そうした自覚症状があるかを確認します。

また、持病があったり、常用する薬があると治療に支障をきたす場合もあります。たとえばアレルギーでステロイド系の薬を飲んでいると歯が動きにくくなるといった作用があるため、正確な情報を提供する必要があります。

矯正治療のプロセス

矯正歯科の治療では二年前後の治療期間がかかり、いくつかのステップを踏んでいきます。ここでは矯正治療が行われる際の流れについて紹介します。

①カウンセリング（相談）

矯正治療では期間が長期にわたり、費用も高額になりがちな傾向にあります。また、さまざまな矯正装置があり、着脱できるもの、できないもの、目立つもの、目立たないものなど患者さん自身の意向によって選択することも可能です。さらに保険治療ができるのか、自由診療しかできないかなども、専門家としての意見が大きく関わってくる内容です。

矯正治療では、歯科医師あるいは歯科医院と患者さんとの信頼関係が何よりも大切です。患者さんに納得のいく治療を受けてもらうため、多くの矯正治療を行う歯科医院では、治療を始める前にカウンセリングや相談の時間を設けています。こうした場を活用し、治療に対する疑問や不安を相談することはもちろんですが、さらに歯科医院や歯科医師によって矯正治療に対する考え方や方針などが異なる場合もあるため、自分に合った歯科医院であるかを見極める機会にすると良いでしょう。

その際、患者さんも聞きたい内容をメモなどにしておくと、聞き漏らしがないでしょう。

②精密検査

歯並びと顔の骨格状態を詳細に調べるため、口腔内写真、顔貌写真、あごと歯のレントゲン写真、噛み合わせの状況などを正確に診査するために上下の歯型をとります。

また、横顔を見たときの口元や前歯の位置付けの分析に必要なセファログラム（頭部X線規格写真）の撮影は特に必要です。

③診断

精密検査の結果をコンピュータの診断用ソフトを使って分析し、患者さんの現在の状況を正確に把握します。患者さんの立場に基づき、矯正装置の種類とメリット・デメリット、治療にかかる期間、費用と支払い方法などを説明し、最終的な治療方針を確定します。

矯正治療は長期に及ぶため、途中で断念するようなことがないよう、この段階でしっかりと疑問点や不安なことを解決するようにします。

④矯正前準備

矯正治療を始める前に、虫歯や歯周病がある場合には、治療を行います。また、乳歯や親知らずなどの抜歯の処置をする場合もあります。

⑤矯正装置装着（矯正開始・三週間〜三ヵ月に一回通院）

矯正装置を装着し、インフォームドコンセントにより決定された治療方法を行っていきます。矯正の種類によって、三週間から三ヵ月に一回のペースで通院し、一年から最長でも三年程度で治療は完了します。

⑥保定（ほてい）

計画通りに歯の移動が完了し、きれいな歯並びになったら矯正装置を外します。ここからは保定期間と言われ、歯が元の位置に戻らないように「リテーナー」という噛み合わせのギブスのような保定装置を装着します。半年くらいは一日中装着し、その後は夜だけ装着します。

保定期間中は、通常四～六ヵ月に一回の間隔で通院し、歯並びの状態を確認します。

⑦終了

保定期間が終わったら、治療の完了です。その後も歯の状態を確認するため、定期的に検診を受けると安心です。

矯正治療の費用について

矯正治療をするためには、どれくらいの費用がかかるのだろう……。みなさんがもっとも気になる事かもしれませんね。第二章では保険でできる矯正治療があることを説明しましたが、一般的な歯並びを治そうとした場合には、健康保険での治療はほとんど適用されず、自由診療での治療を受けることになります。

実際には、自由診療ではどのような費用がかかってくるかを説明しましょう。

①初診料

はじめて診察を受けるときにかかる費用です。治療の希望を伝え、その上で治療を行う前に必要な検査内容の説明や、検査費用や治療費用の概略についての説明を受けます。

②検査費用

これから治療をすすめていく上で必要なさまざまなデータを収集するための検査にかかる費用です。

③診断費用

検査によって得られたデータから、適切な治療方法および治療期間や治療費用の確定をするための費用です。抜歯の有無や手術の必要性など、具体的な矯正装置の提示や治療プランの説明なども行われます。

④装置費用

装置の種類によって費用が異なります。個々の症例に応じて用いる装置を組み合わせて治療費用が確定します。

⑤処置費用

処置とは、毎回の矯正治療の際にワイヤーを交換したり、ゴムや針金の調整などのことです。一〜二ヵ月に一回の頻度で行います。毎回、処置費用を支払う方式が一般的ですが、治療期間が延びてしまうと、それだけ費用がかさんでしまいます。そういった不安をぬぐうため、歯科医院によっては総額制（トータルフィー）という制度を導入しているところもあります。総額制の場合、毎回の処置費用を払う必要がないので何年かかっても費用加算はありません。

⑥その他の費用

装置を破損、紛失したときの費用や、後戻りなどで再矯正治療が必要になった場合、追加の費用がかかってしまうときがあります。また進学や転勤などで矯正歯科医院を変更したい場合などに作成する資料費用など、さまざま状況に応じて発生します。

治療費はすべて消費税がかかります。

治療費用の支払いについては、現金一括支払いか分割支払いかの選択ができるのが一般的です。分割払いでは、院内の無利息分割支払いを用意しているところや、信販会社のデンタルローンを選択できるところもあります。ただし信販会社のローンを利用すると利息も負担することになりますので、金利面も含めて総合的に判断する必要があります。

また、自由診療で行われる矯正治療は原則として前払いとなります。途中で治療をやめてしまった場合、転勤や転居などで通院できなくなってしまった場合の返金に関するルールなども確認しておくと安心です。

下の表はおおまかな矯正治療にかかる費用を大学病院と一般の矯正歯科医院で比較したものです。参考にしてください。

歯を動かすメカニズム

歯列矯正でできることは、今生えている歯を動かして、歯並びをきれいにすることと、噛み合わせを良くすることが大きな目標となります。

歯列矯正とは、歯を動かして、理想とする歯並びに近づける治療法です。歯を動かすというと、しっかりと固定された歯に強い力をかけて無理やり移動させるといったイメージを持つかもしれませんが、そんなことはありません。歯には持続的に弱い力を

●S大学歯科病院と某都内矯正歯科クリニックでの治療費用の比較

	S大学歯科病院	某都内矯正歯科医院
初診料	3,000円	0円
基本検査料	33,000円	30,000円
診断料	25,000円	0円
装置費用	750,000円	850,000円
処置費用	毎回3,500円	0円
装置紛失時	20,000円～30,000円	記載なし
転移資料作成費	15,000円（レントゲン複製費用別）	記載なし

与え続けると、力を加えられた方向に少しずつ動いていくという性質をもっているのです。

そのメカニズムを簡単に説明しましょう。歯はあごの骨から直接生えているわけではなく、歯の周囲には歯槽骨という歯の土台となる骨があります。歯は歯槽骨の中に歯根膜に包まれて生えていて、この歯根膜の細胞の新陳代謝を利用して歯を動かすことができます。歯を動かしたい方向に弱い力を与えると、圧迫された側の歯根膜が押されてその周囲の歯槽骨が溶けていきます。反対側の歯根膜は引っ張られて骨の間に隙間ができると、そこに新たな歯槽骨が作られていきます。こうして歯根膜が伸縮して徐々に歯が動いていきます。

こうした方法で大人の歯でも動かすことができますが、その移動距離は一ヵ月に一ミリ程度。歯は少

●ワイヤー矯正治療30回、保定治療5回で治療終了の総額を比較

	S大学歯科病院	某都内矯正歯科医院
初診料	3,000円	0円
検査料	33,000円	30,000円
診断料	25,000円	0円
装置費用	750,000円	850,000円
処置費用	122,500円（3,500円×35回）	0円
合　計	933,500円（税別）	880,000円（税別）

しずつしか動きませんので、どうしても時間がかかります。

また、歯科医師は最終的にどのような歯並びを作りたいかを想像しながら、少しずつ歯に圧力をかけて動かしていくわけですから、きちんと計画を立てて思い通りに歯を動かせる治療の経過をたどるようになるためには、経験と技量が求められます。

矯正治療の種類

矯正治療にはさまざまな方法があります。ここでは国内の歯科医院で行われている、一般的な治療方法の種類について紹介します。

■マルチブラケット法

矯正というと、歯に針金のようなものを付けた姿を誰もが思い浮かべるのではないでしょうか。歯列矯正の最もポピュラーなタイプが、歯にブラケットという装置を取り付け、そこにワイヤーを通して少しずつ歯を動かしていく治療方法です。なかでももっとも実績があるのがマルチブラケット法で、歯の表面にブラケットという小さな器具を装着し、それらをワイヤーで連結し、バネやゴムで歯に一定方向にゆるい力を加え続けて歯を動かしていく仕組みです。歯列矯正治療としての歴史もあり、全国二九歯科大学の歯学部病院で行われています。

■舌側矯正

マルチブラケット法と同じワイヤー矯正ですが、歯の表側にブラケットを装着するのと同じ要領で、歯の裏側にブラケット装置を接着し、そこにワイヤーを通して行う治療方法です。舌側矯正がはじまった当初は表側の装置をそのまま歯の裏側に接着しての治療でしたが、現在は舌側専用ブラケット、舌側専用ワイヤーがあり、表側と異なるデザインの異なる製品が用いられています。

歯の裏側に矯正装置をつけるため、以前は歯科医師の高い技術が求められましたが、現在ではコンピュータ技術を使って精密にカスタムメイドされるため、多くの矯正歯科医が導入しています。違和感も少なく、人に矯正をしていることを知られたくない接客業などの人に向いています。

なお、マルチブラケット法、舌側矯正などの「ワイヤー矯正」でのデメリットとしては、

- 歯肉退縮や歯根吸収が生じる可能性がある。

- 矯正装置の違和感で舌や口唇、頬の粘膜に口内炎ができる場合がある。
- 歯磨きが不十分だと虫歯や歯肉炎が生じることがある。
- 矯正治療後にリテーナー（保定装置）の使用を怠ると、後戻りが生じる場合がある。

などが考えられます。

■マウスピース矯正：インビザライン

インビザラインはアメリカで開発された透明なマウスピース型矯正治療です。最新のコンピュータ技術によって、治療の過程を３Ｄでシミュレーションし、医療用ポリウレタン製の薄くて透明なマウスピースを作成します。形状の異なるマウスピースを、二週間を目安に段階的に交換しながら、連続的に装着して徐々に歯を動かしていきます。ワイヤーもブラケットも使いません。

透明で目立ちにくく、自分で取り外しができるため、マウスピースを外して食事をすることもできます。また、金属アレルギーの心配がないなど、これまでの矯正装置にはない多くのメリットがあります。

ちなみにインビザライン以外にも、マウスピースによる歯列矯正はありますが、効果があまり認められないものもありますので、注意が必要です。

■スピード矯正：コルチコトミー

治療期間を短縮できる、矯正治療の手法の一つです。

コルチコトミーとは、歯槽骨皮質骨切除術のことで、日本では促進矯正法とも呼ばれています。骨の基盤となっている皮質骨（表面の硬い部分）を除去することにより、歯が動きやすい条件を作ります。

個々の患者さんの症状にもよりますが、一般的な矯正治療と比較して、半分程度の治療期間で終了することができます。

■スピード矯正：アンカースクリュー矯正（インプラント矯正）

一般の歯科治療で抜歯した歯の後に埋め込まれるインプラントを、矯正用に応用した治療法です。

あごにチタン製の小さなネジを埋入して、骨結合したネジを歯の移動の固定源として使用し、ワイヤーの矯正治療をおこなう際の補助器具の一つとします。これまで外科手術しなければ治療不可能な症例の場合や、抜歯しなければ歯列矯正は難しいと言われた症例でも、インプラント矯正を用いることによって治療することが可能になりました。また、一度に多くの歯を動かすことが可能となり、治療期間の短縮につながります。

■セラミッククラウン治療（セラミック矯正）

歯を削って、セラミック素材の人工の歯をかぶせて歯並びを整える方法です。歯を動かすのではなく、見た目のみをきれいにするもので、矯正歯科というよりも審美歯科に近い治療法といえます。

歯の表面を自歯ではなくセラミックでおおうので、輝くような真っ白な歯にすることも可能です。また一日から一ヵ月程度と、治療の期間が矯正歯科に比べてとても短いというメリットもあります。

しかし、健康な歯であっても、セラミックを被せるために芯だけを残してあとは削ってしまいます。神経を取る場合もあり、歯の寿命を縮めてしまう可能性もあります。人工物のため、美しい状態を保つには数年から一〇年に一回ほど交換をする必要もでてきます。

矯正装置の種類と特徴

歯列矯正を行う治療では、歯の移動や歯列拡大を目的に、あるいは矯正後の歯の位置を保定させるため、矯正装置の装着が必要となります。矯正装置はその目的によって、さまざまな種類があります。また装置を口腔内に固定するか（固定式矯正装置）、それとも取り外しが可能か（可撤式矯正装置）といった使用方法の違いによっても分類することができます。

主だった矯正装置について説明します。

【固定式矯正装置】

■マルチブラケット装置

ブラケットとワイヤーによって構成されています。ブラケットを歯の表面に装着し、ワイヤーの力で歯を移動させます。歯の表側に装着するタイプと、裏側に装着するタイプがあります。

現在は材料の進化にともない、プラスチックやセラミック製のブラケットや、ホワイトワイヤーなどもあり、以前と比較すると目立たずに矯正治療を行うことが可能です。

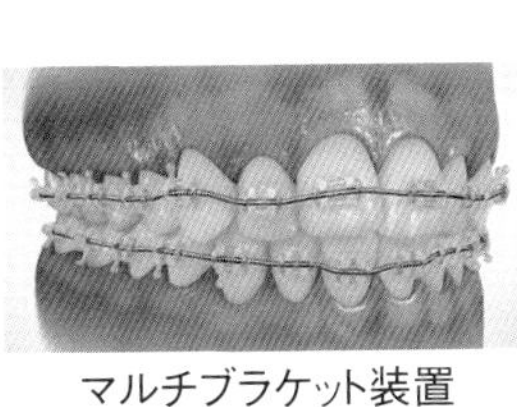
マルチブラケット装置

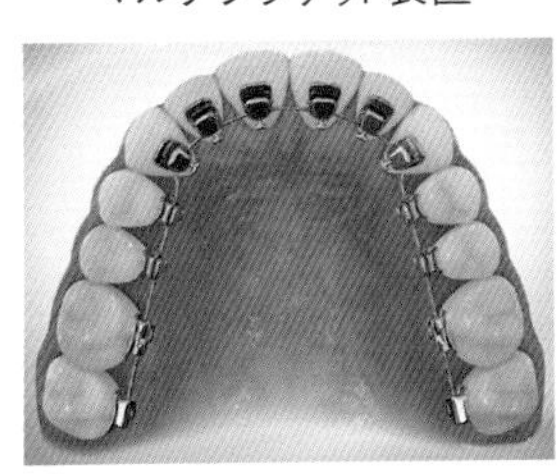
裏側矯正装置

■リンガルアーチ

奥歯に薄い金属板を巻きつけて装着するバンドと、針金で構成されています。歯列の拡大や前歯の移動を目的として使用されます。

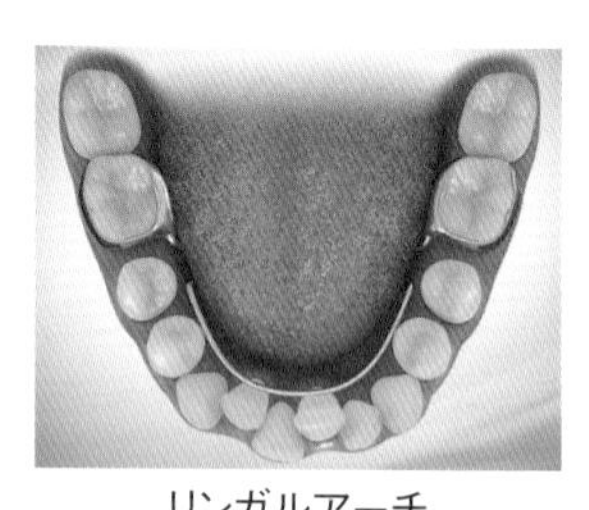
リンガルアーチ

■クワドヘリックス、バイヘリックス、急速拡大装置

奥歯に薄い金属板を巻きつけて装着するバンドと針金で構成されています。クワドヘリックス、バイヘリックスは歯列の横方向に弱い力を与えて歯列の幅をゆっくりと押し広げていきます。急速拡大装置は、装置の中央に歯列の幅を押し広げる力を調整する拡大ネジがあり、強い力をかけることで短期間で歯列の幅を広げます。

歯の生えるスペースが狭いために凸凹になった歯並びやねじれた歯などを改善するために使われます。

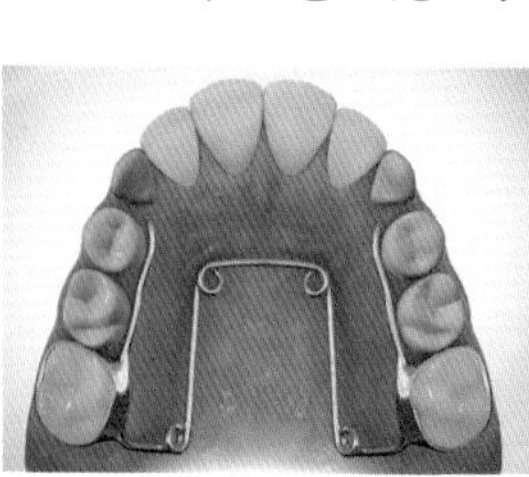
クワドヘリックス

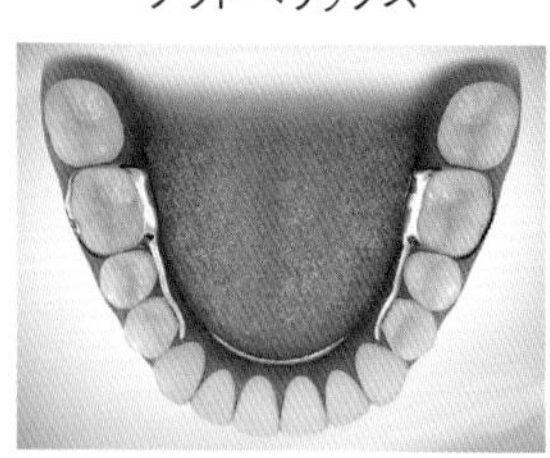
バイヘリックス

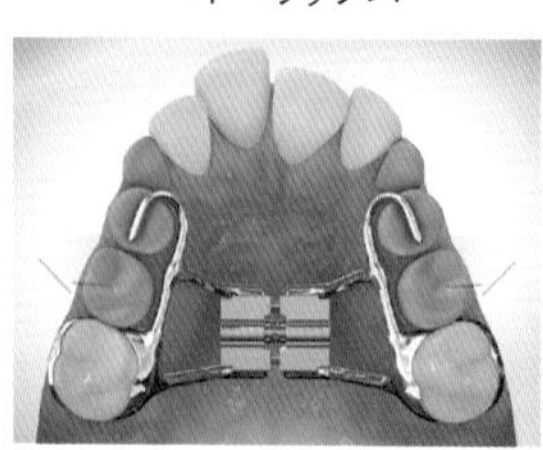
急速拡大装置

■ホールディングアーチ

奥歯に薄い金属板を巻きつけて装着するバンドと針金、上あごの天井部のプレートで構成されています。永久歯を抜歯して歯を並べるスペースを確保するときに、抜歯してできた空間に奥歯が必要以上に前方に移動してしまうことを防ぎます。

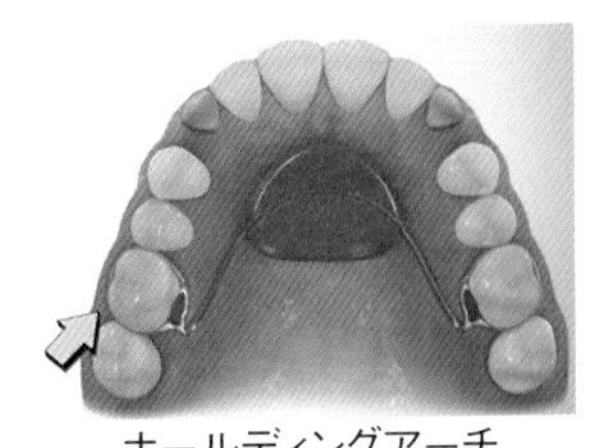
ホールディングアーチ

【可撤式矯正装置】

■床矯正装置

主に小児矯正治療で使われる装置です。上あごの天井部に付けるプラスチック製の床部分（レジン床）と、表側の歯にかける針金で構成されてい

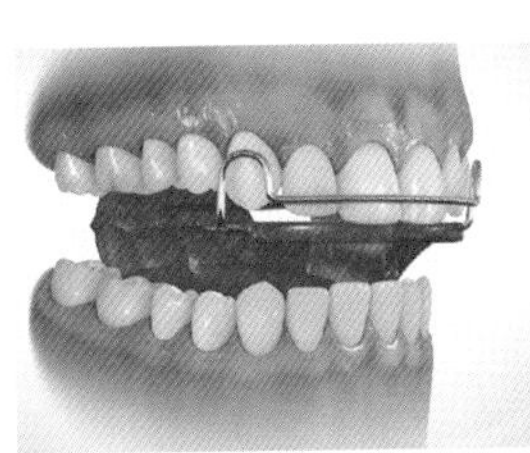
可撤式矯正装置

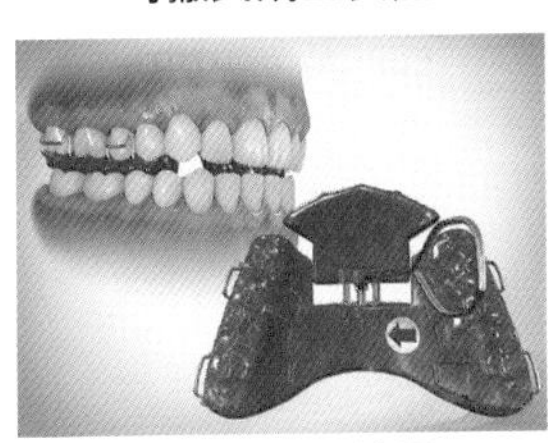
可撤式矯正装置

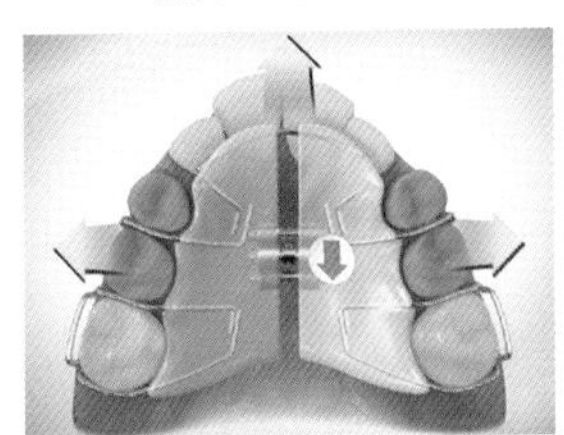
可撤式矯正装置

ます。レジン床に埋め込まれたバネやネジを調整して歯を移動します。床矯正では抜歯をせずに、歯列やあごの骨を広げ、歯を並べるスペースを作って歯並びを整えます。

■マウスピース矯正

代表的なものとして、インビザラインがあります。透明な樹脂でできたマウスピースを用いて歯を動かします。透明な装置であるため、矯正していることを周囲に気付かれにくく、審美性に優れているのが利点です。

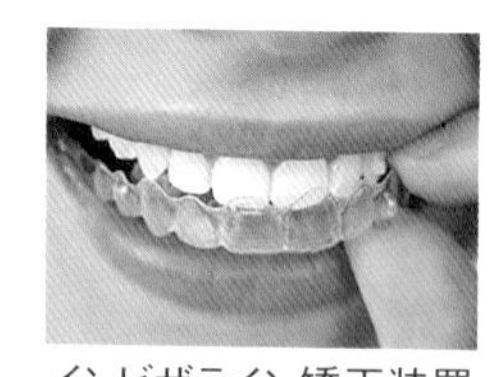
インビザライン矯正装置

■リテーナー（保定装置）

歯列矯正を終了したばかりの歯と骨は、とても柔らかい状態となっているため、治療終了後に矯正装置を除去したままにしておくと、元の歯列に戻ろうとする力が働いてしまいます。歯を動かすのを終了した後に、歯と骨を安定させるために装着するのがリテー

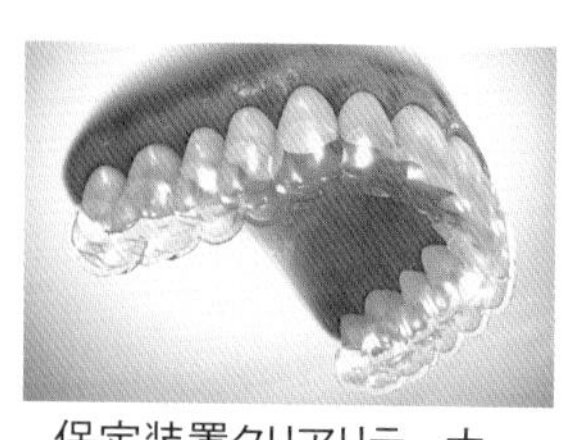
保定装置クリアリテーナー

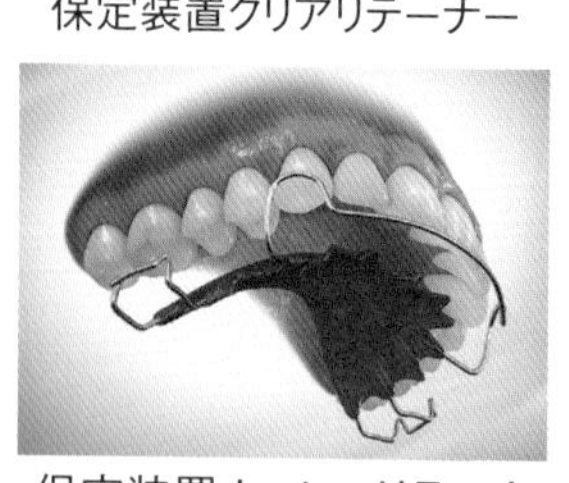
保定装置ホーレーリテーナ

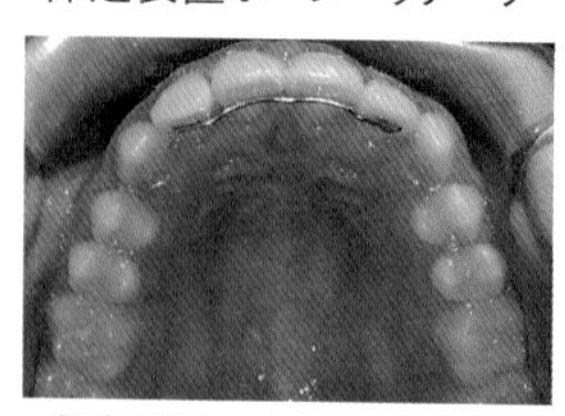
保定装置フィックスリテーナー

ナーと呼ばれる保定装置です。最初は二四時間装着しますが、少しずつ装着時間を短くしていき、安定したら一日おき、二日おきなど徐々に期間を空けていき、最終的に使用を中止します。リテーナーによる保定期間は、一年半から三年ほどと個人差があります。

矯正治療の症例

人それぞれに個性があるように、歯や口元、あごの形もまた誰一人として同じ形をしている人はいません。それが個々の魅力でもあるのですが、大きなコンプレックスになっている場合もあります。私はそんな悩みを抱える患者さんたちの声に耳を傾け、できるだけ患者さんの希望に応えられるよう努力して、矯正治療を行っています。

ここでは『プロ矯正歯科』で私が担当した患者さんたちが、どのような症状で来院され、どのような治療方法で経過を辿ったかを、写真と合わせて解説しています。

また、治療後に寄せられたアンケートから、患者さんの声についても紹介しています。

34歳・女性　　症例 1

前歯の歯並びがよくなると顔の印象もガラリと変わります

主訴	上下の前歯のガタガタを治したい
診断名	下顎歯列の正中偏位を伴う、上下前歯部叢生
初診時年齢	34歳8ヵ月
矯正装置	マルチブラケット矯正装置
手術	なし
抜歯	下前歯１本
治療期間	1年4ヵ月（装置により動かしている期間）
費用	60万円（税別）
副作用	虫歯、歯周病に注意

初診時

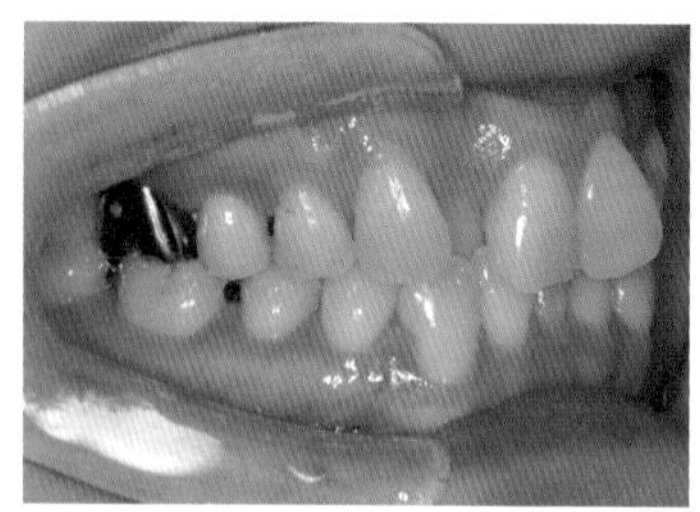
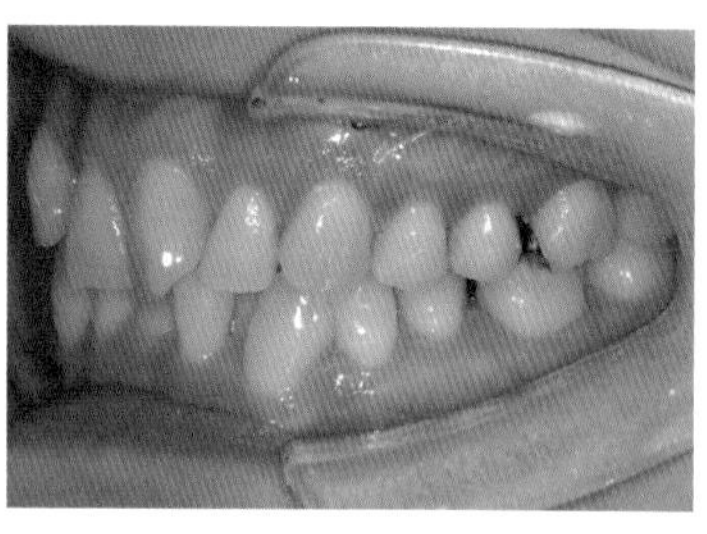

前歯は上下とも歯並びが悪く、奥に傾いた歯があります。

子どもの頃から歯並びが悪いのがコンプレックスだったという三〇代の女性。勤務する会社の社長から、会社のプロフィール写真を撮る際に「歯並びが悪いから、歯を出して笑うな」と言われたのがショックで、矯正治療をする決意をしたそうです。

鼻から口元、顎に向けてのエステティックラインは良好でしたが、上下の前歯はガタガタでした。確かに口を開けて笑うと、歯並びの悪さが目立ちます。精密検査を分析した結果、上下前歯部叢生と診断。下あごの前歯一本を抜歯する治療計画をたてました。

まず上あごから先行して矯正装置を使った治療を開始しました。九ヵ月ほど経過してあ

治療開始時

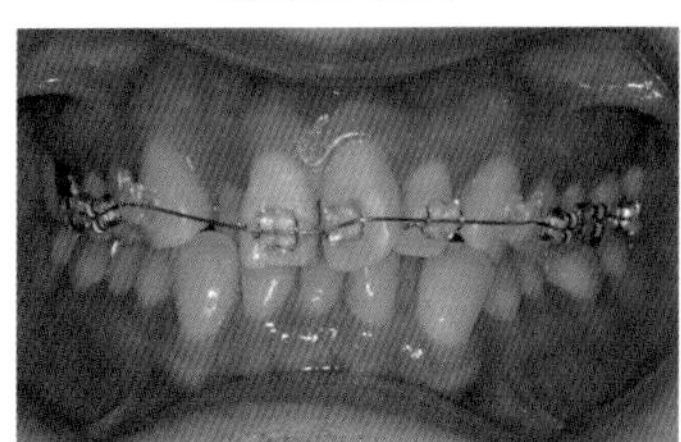

上あごにマルチブラケットを装着し、上の歯から歯列を整えます。

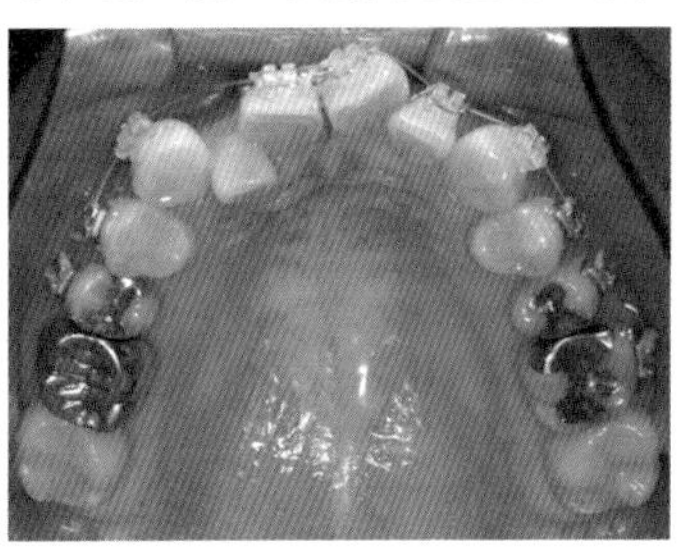

スタート時は、内側に入っている前歯には装置を装着していません。

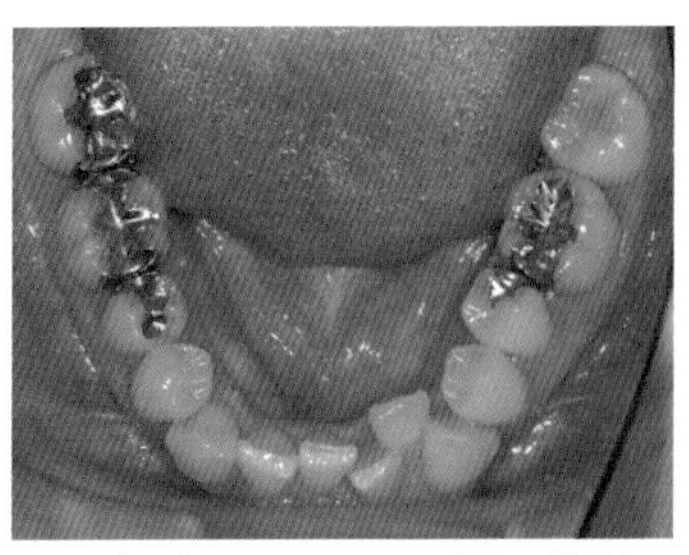

下の歯列にはワイヤー矯正装置はまだ装着していません。

る程度上あごの歯の配列がすすんだところで状況を再確認します。本症例のように上あごの前歯が内側に重なっている場合、正しい配列がすすむことで上下の噛み合わせに変化が生じることがあります。正しい噛み合わせを意識しながら、上あごの前歯が整った時点で、下あごの抜歯の必要性を再検討します。

この女性の場合、噛み合わせの確認を行ったところ問題は見られなかったため、予定通り下あごの前歯一本を抜歯して、下あごにも装置をセットしました。

動的治療期間は一年四ヵ月で、ほぼ計画通りの期間で矯正装置を撤去することができました。その後、保定装置に変更し、現在も保定中です。

「歯並びが良くなったことで口腔内が広くなり、物が食べやすくなりました。ずっと気にしていた歯並びが今は自信になって、自然と歯を見せて笑うことができるようになりました」と、治療後の感想をいただきました。

治療後

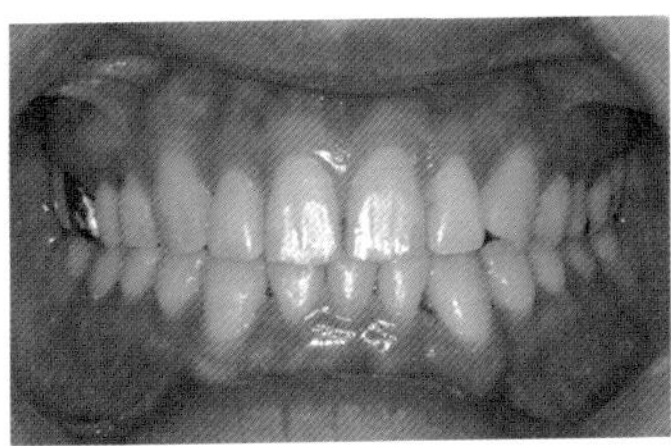

下あごの前歯を1本抜歯しましたが、違和感なく整っています。

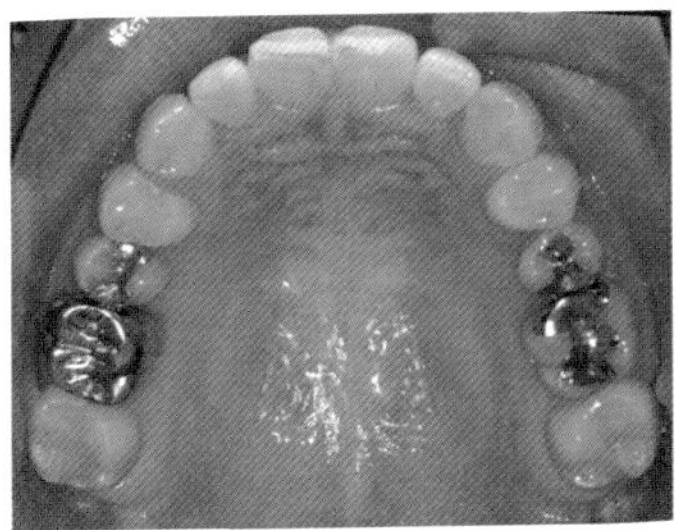

上下の歯数が異なるため、上あごの前歯は横幅を削りサイズを小さくしました。

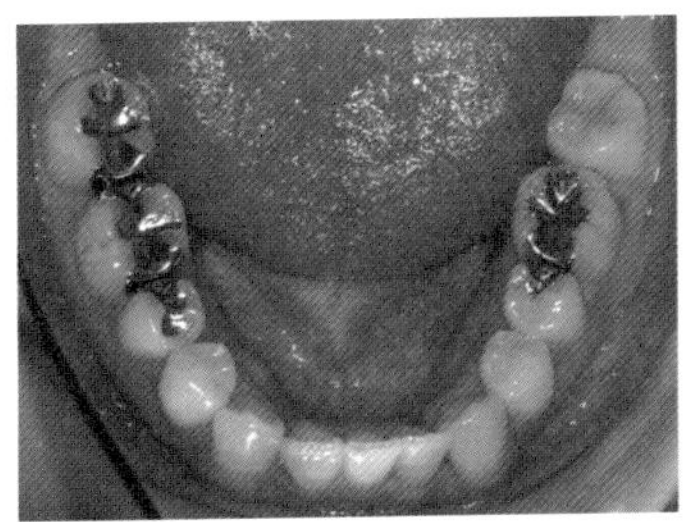

下あごの前歯は3本ですが、上あごと調和がとれるように配慮をしています。

9ヵ月後

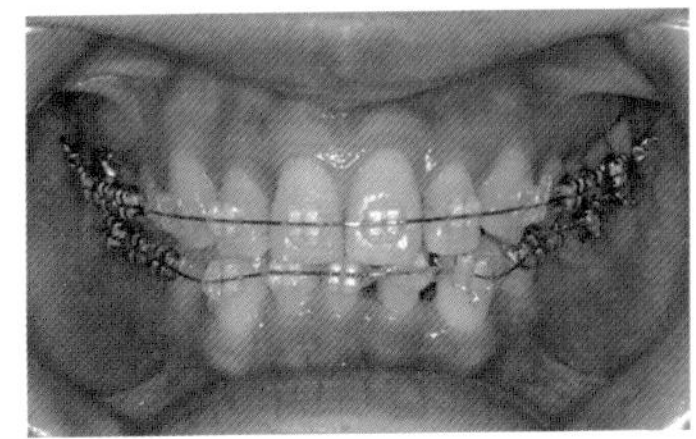

上あごの歯列が整ってきてから下あごにも矯正装置をセットしました。

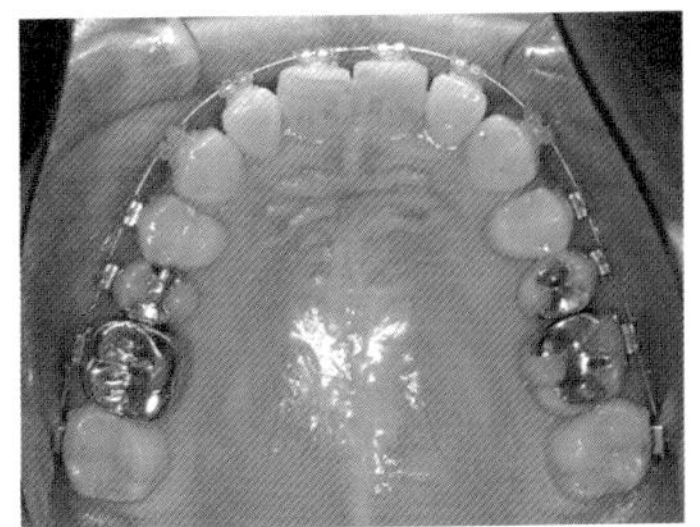

上あごの歯列は整ってきましたが、歯の根の部分の移動はこれからです。

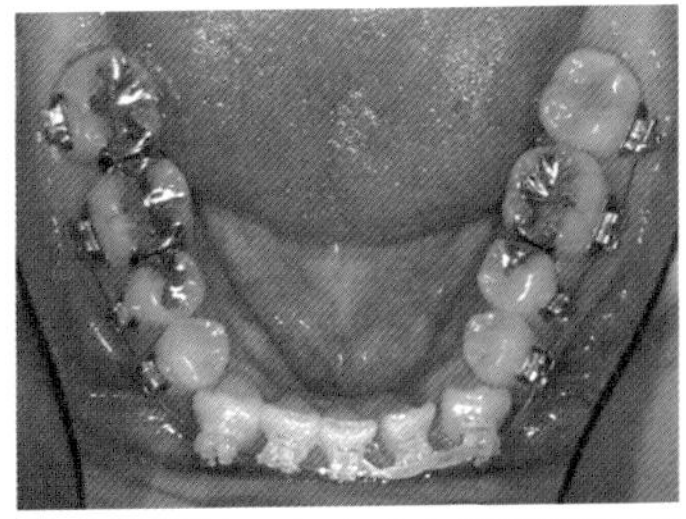

下の歯列は、これから空隙を閉鎖していきます。

17歳・女性　症例 2

状態の悪い出っ歯。矯正後はホワイトニングとセラミッククラウンでさらにキレイな前歯に

主訴	出っ歯を治したい
診断名	歯槽性上顎前突症
初診時年齢	17歳8ヵ月
矯正装置	マルチブラケット矯正装置・歯科用アンカースクリュー
手術	なし
抜歯	上顎右側第二大臼歯・上顎左側第一大臼歯・下あご左右親知らず
治療期間	2年0ヵ月（装置により動かしている期間）
費用	45万円（税別）※歯列矯正請求分として
副作用	虫歯、歯周病に注意

初診時

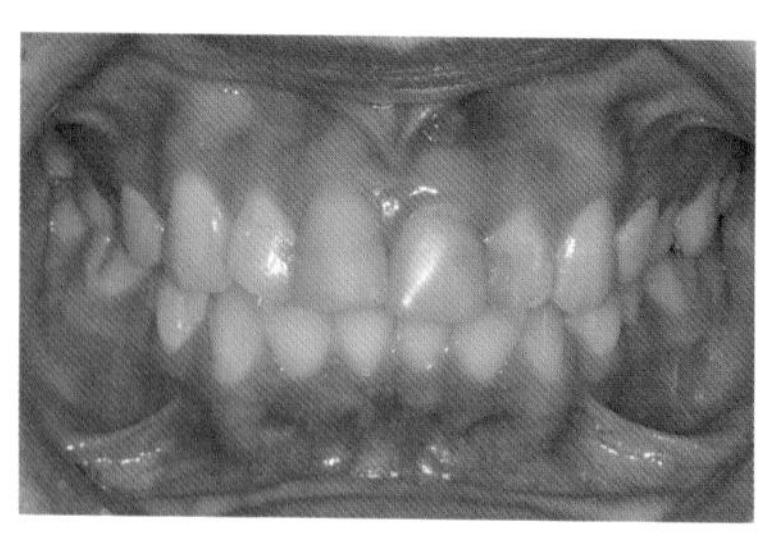
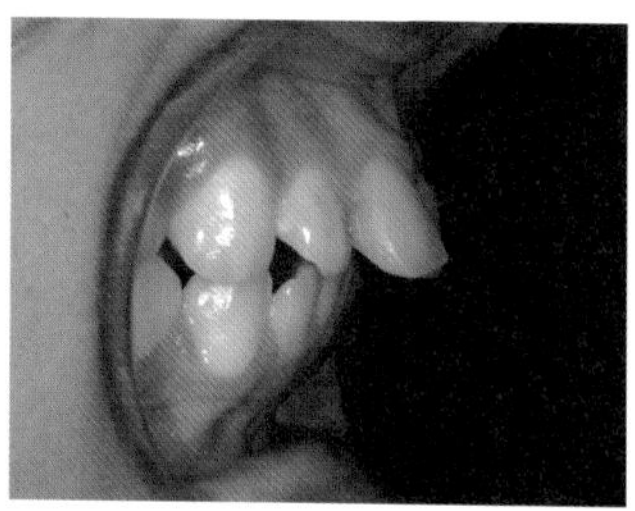

上あごの前歯前突が主訴。前歯2本の神経がないため、歯の色が黒ずんでいます。

治療開始時

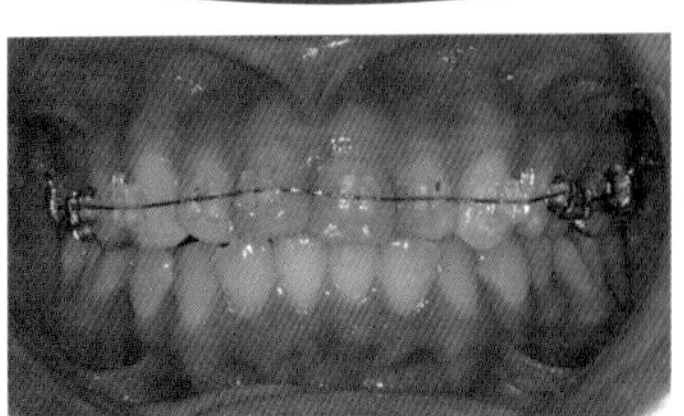
神経をとっている歯の場合、動かないこともあるので、注意が必要です。

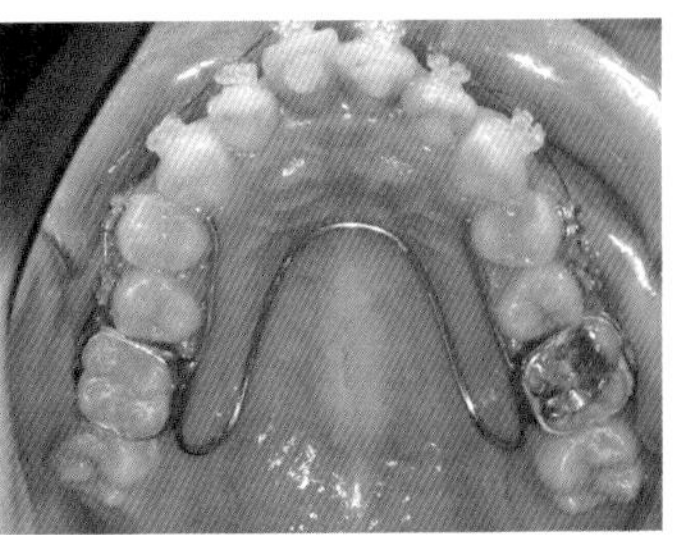
上あごの口腔を拡大装置で広げながら、矯正装置を装着しました。

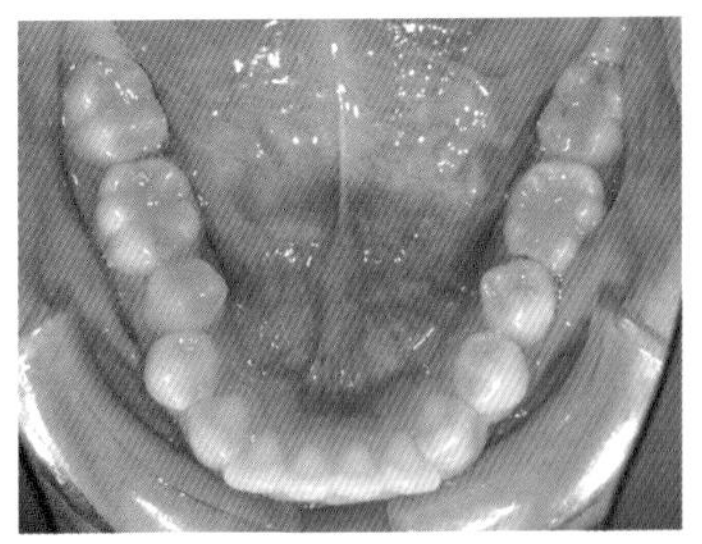
下あごは上あごの装置に慣れてきてから、スタートします。

矯正治療はなるべく早くはじめるのが良いと考える理由の一つは、コンプレックスから開放された人生を、それだけ長く過ごせることにもあります。一七歳から気になっていた前歯を歯列矯正によって治療し、終了後にはセラミッククラウン治療で見た目の印象が大きく改善した若い女性の症例です。

彼女の診断名は歯槽性上顎前突症、いわゆる出っ歯でした。さらに小学生のときに転んで上あごの前歯二本をぶつけて神経をとってしまったため、歯が黒ずんで見えることも見た目を悪くしています。奥歯も一本、神経がありませんでした。この症例では、正しい歯並びにするためのスペースが十分には取れないため、歯列を拡大後に抜歯が必要であると判断しました。抜歯は上あごは右側が第二大臼歯、左側は神経の治療をしている第一大臼歯、下あごは左右とも親知らずを予定しました。

まず上あご、下あごの順番で歯列側方拡大から開始しました。また矯正装置の装着も上あごを先行させ、ある程度上あごの歯列が整った段階で、それを基準として下あご歯列をどのように作っていくかを考えます。矯正の期間をなるべく短くしたいという希望があり、インプラント矯正を併用。口蓋正中（上あごの天井部分）にインプラントスクリューを装着して、奥歯の移動用のインプラントを活用しました。

歯列矯正完了後は、全体的な印象を良くするため、上下歯列全体にホワイトニングを行い、黒ずんでいた前歯二本は白くなった歯の色に合わせてセラミッククラウン治療を行いました。

「前歯が目立って、汚いのが悩みでしたが、白くてきれいな歯並びになって、違う自分になったよう。本当に嬉しいです！」と患者さんの笑顔が、とても印象的でした。

治療後

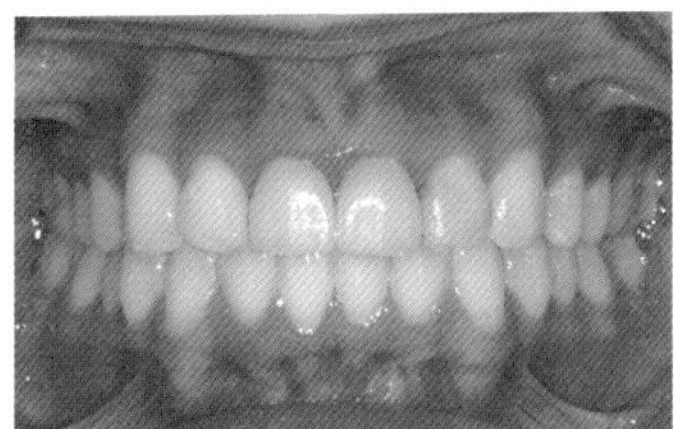

黒ずんでいた前歯2本をセラミッククラウン治療で白くしました。

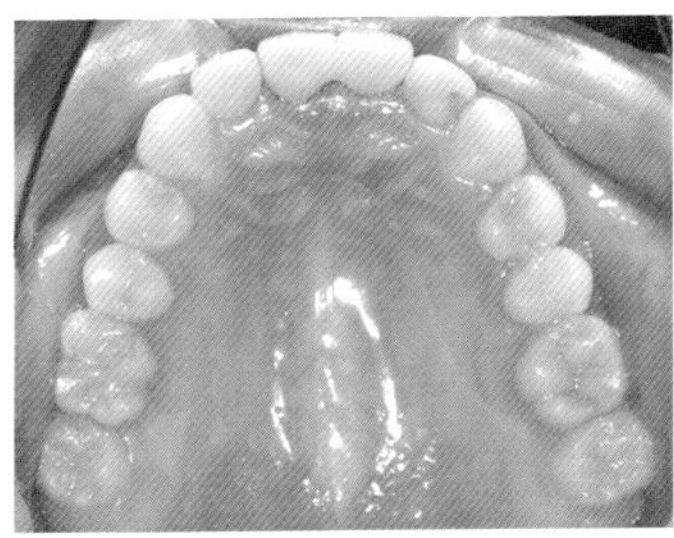

銀歯だった奥歯を抜歯したことで、金属修復物の入っていない歯列に。

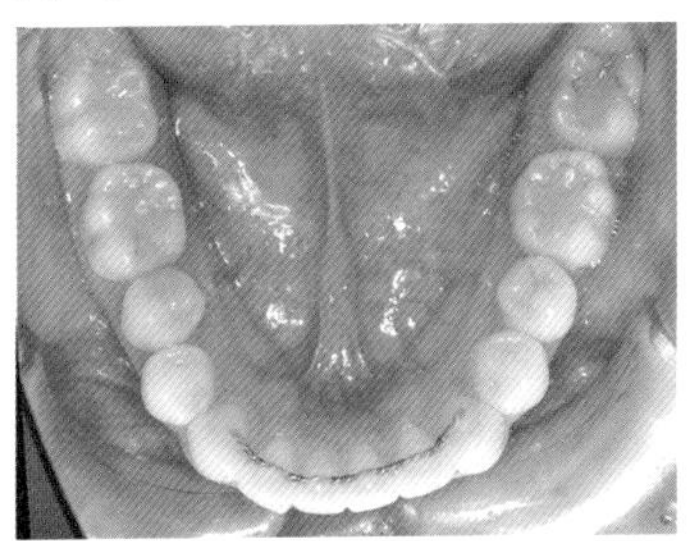

下あご前歯の側方が拡大したことで、下の前歯の位置も後方に移動。

8ヵ月後

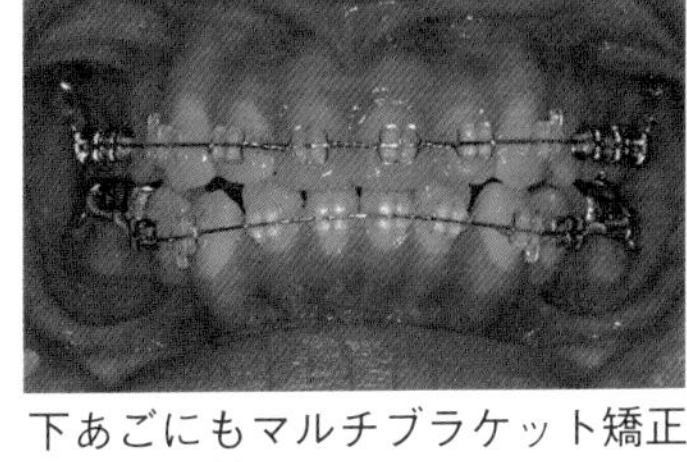

下あごにもマルチブラケット矯正装置を装着しました。

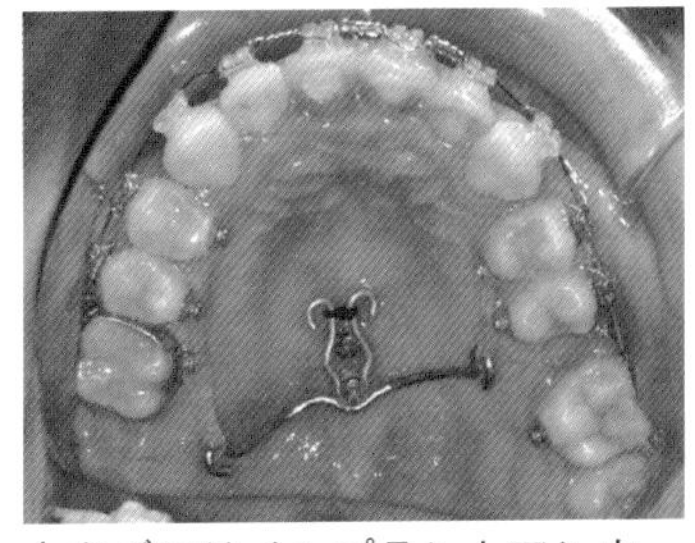

上あごにはインプラントアンカースクリューを装着し、銀歯を抜歯しました。

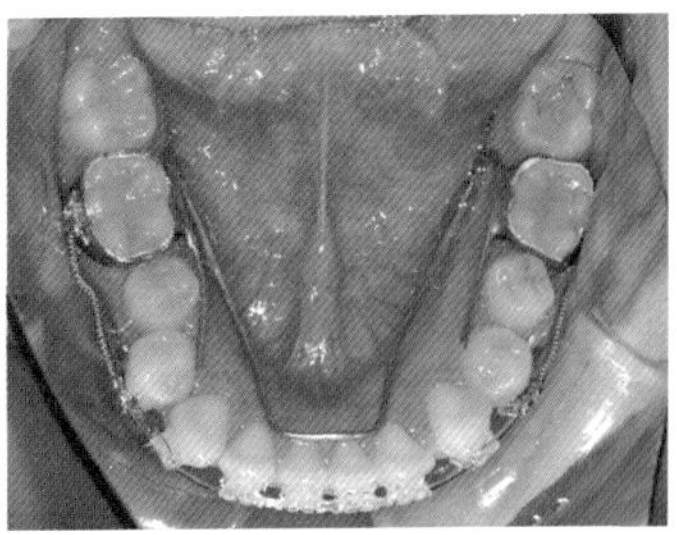

下あごの歯列側方拡大を開始しました。

42歳・女性 **症例 3**

失った左前歯の位置まで隣の右前歯を移動し自然な前歯をつくる

主訴	前歯のガタガタ。全体的な歯列矯正
診断名	歯槽性上下顎前突症・前歯部叢生
初診時年齢	42歳7ヵ月
矯正装置	マルチブラケット矯正装置・歯科用アンカースクリュー
手術	なし
抜歯	上顎左側側切歯・下顎両側第一小臼歯・親知らず3本
治療期間	3年8ヵ月（装置により動かしている期間）
費用	69万円（税別）
副作用	虫歯、歯周病、歯肉退縮、歯根吸収に注意

初診時

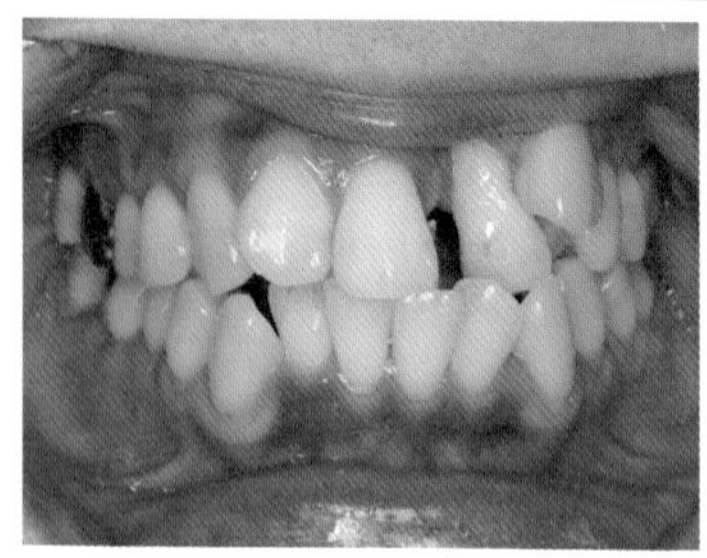

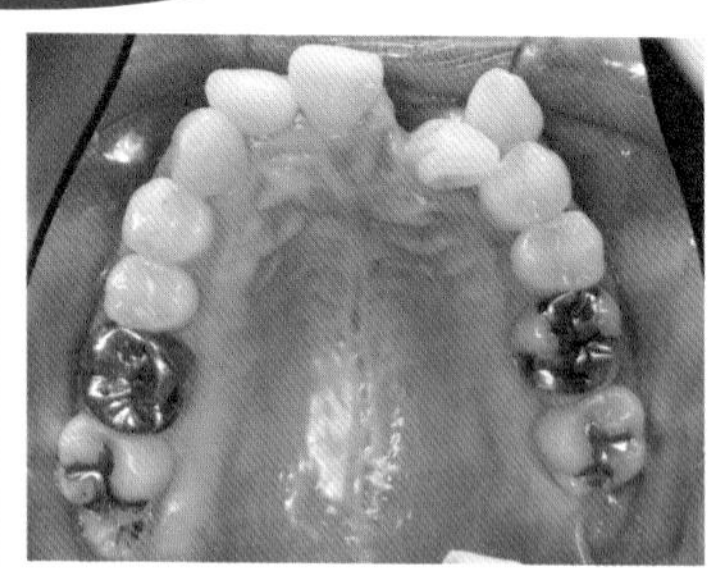

上あごの左前歯が1本なく、その隣の歯もとても悪い状態のようでした。

上あごの前歯が折れ、さらにその隣の歯の状態も悪く、他の歯科医院で「次はこの歯を抜きます」と宣告されて、当院へ駆け込んできた患者さんです。以前から歯並びの悪さと出っ歯気味な前歯も悩みの種で、いつかは矯正したいとずっと思っていたそうです。

精密検査を分析した結果、歯槽性の上下顎前突症と診断しました。上あごの左側前歯を失ったことで、歯と歯の間に隙間ができているだけでなく、その部分の骨が痩せてきてしまっていることがわかりました。前歯の位置に骨がないままでは歯の移動が難しくなります。そこで状態が悪く抜歯せざるを得ない隣の側切歯を抜かずにそのまま保持し、矯正装

治療開始時

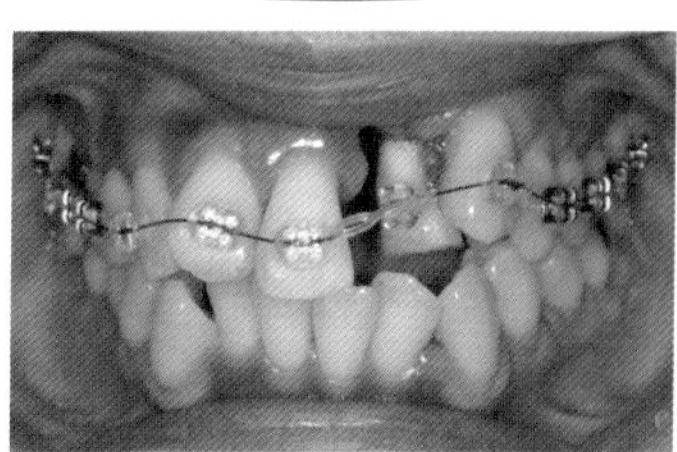

上あごから先行して矯正装置を装着しました。

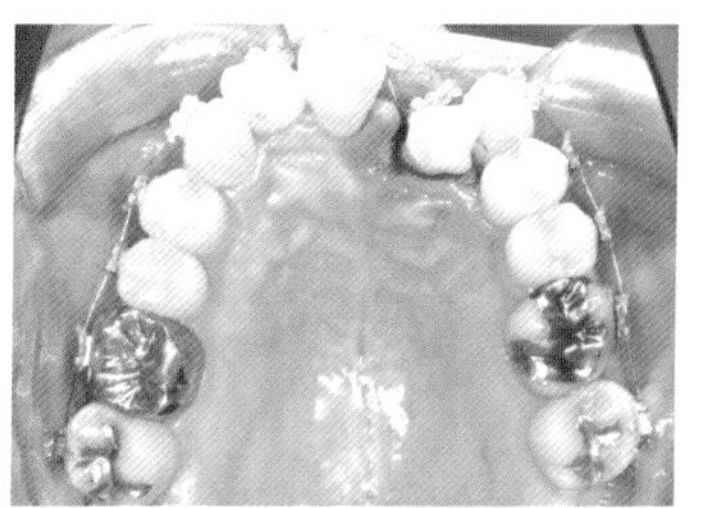

左側の前歯は、骨を作る修復的歯牙移動というテクニックを用いました。

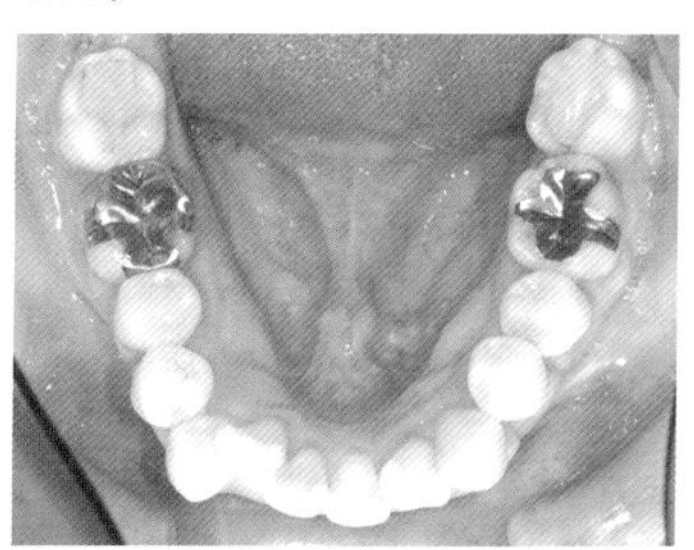

下あごの抜歯部位については、難症例ほど慎重な判断が必要です。

置でその位置まで引っ張ることにしました。その後、下あごの親知らずを抜歯した際に得た歯槽骨を移植するなどの処置も行い、約一年をかけて骨を作りながら歯を移動させ、抜けてしまった左前歯の位置に右前歯を想定通りに持ってくることができました。

上あごの前歯の歯並びが整ってきた段階で、下あごの第一小臼歯二本を抜歯して、下あごにもマルチブラケット矯正装置を装着しました。

歯の抜けた箇所に隣の歯を移動するなど難しい症例で、治療期間も三年八ヵ月と一般よりも長くかかりましたが、上下の正中線も合い、治療前とは見違えるほどきれいな歯並びになりました。

「治療前の自分の歯並びを忘れてしまうほどの想定外の仕上がりでした！　自分に自信が持てるようになり、笑顔で日々を過ごせて、生活にも張りが生まれました」と、長い治療を頑張った患者さんの感想です。

治療後

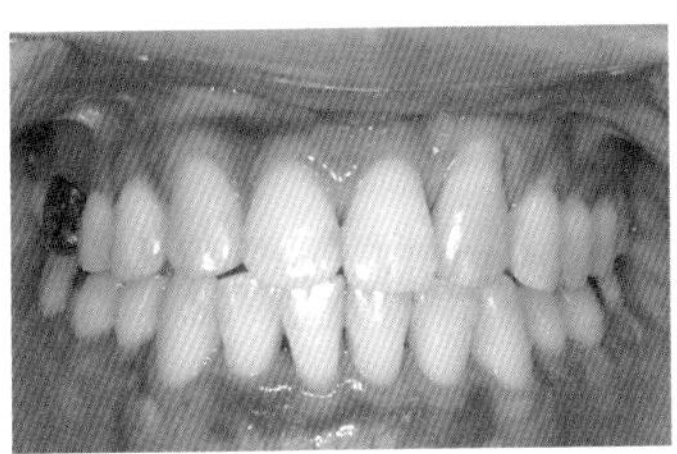

中切歯と側切歯を移動させた前歯ですが、違和感はありません。

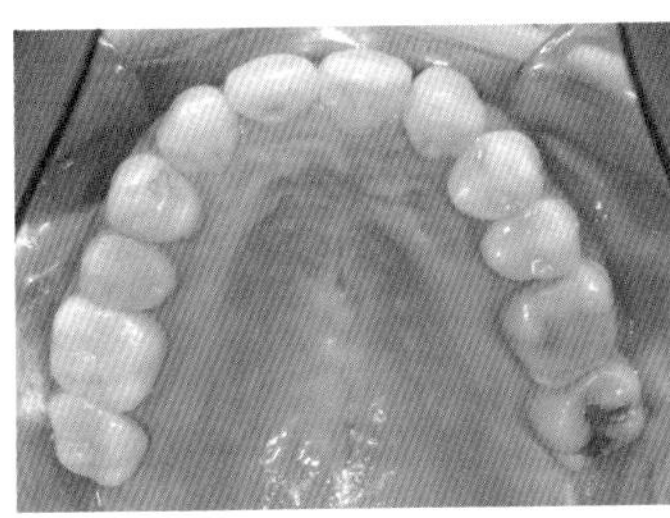

上あごは2本少ない12本ですが、噛み合わせもきれいに揃いました。

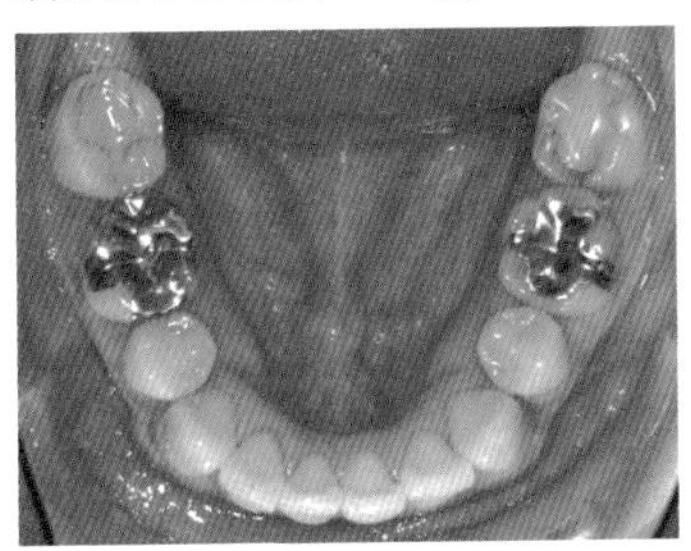

下あごの左右４番目の抜歯によって、口元の突出感も改善しました。

1年1ヵ月後

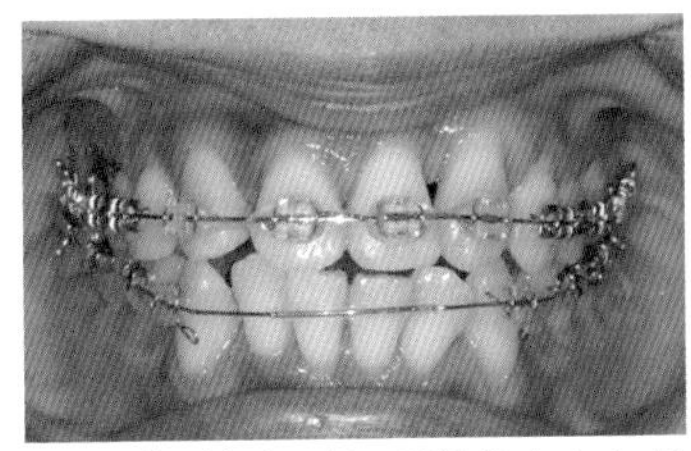

上あごの治療がある程度すすんだことから、下あごにも装置を装着。

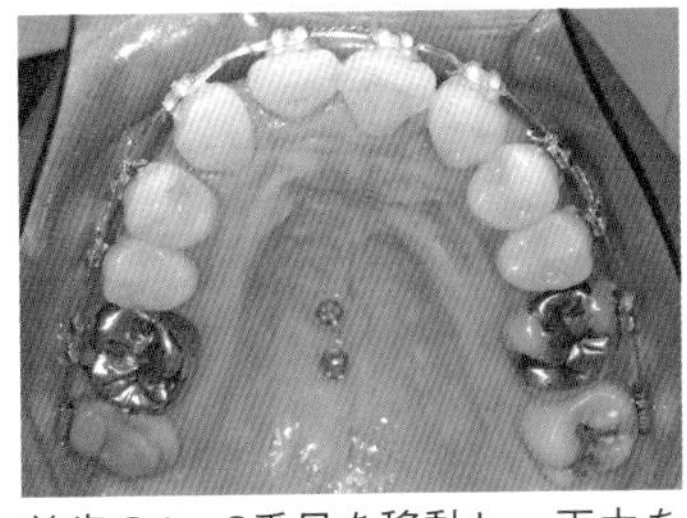

前歯の1、2番目を移動し、正中をまたいで反対側に移動しました。

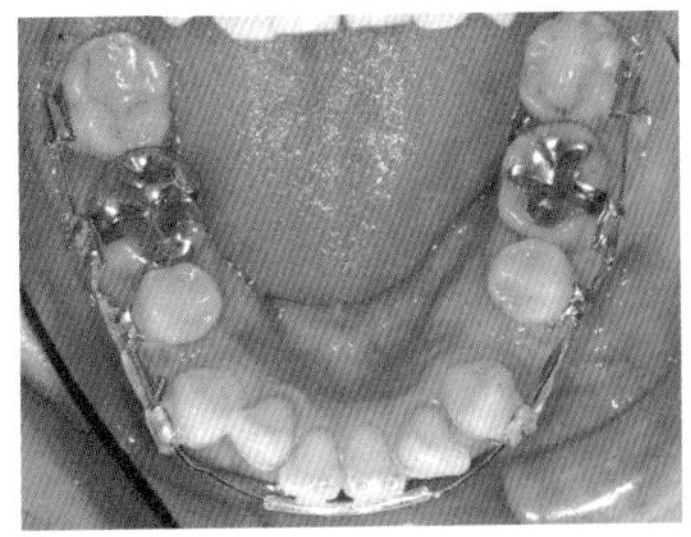

下あごの抜歯部位は当初の予定を変更し、より高い治療目標に設定。

38歳・女性　**症例 4**

不快感の軽減と見た目の違和感が少ない インビザライン矯正

主訴	受け口を治したい
診断名	骨格性下顎前突症・前歯部叢生
初診時年齢	38歳1ヵ月
矯正装置	インビザライン矯正装置
手術	なし
抜歯	親知らず4本
治療期間	2年2ヵ月（装置により動かしている期間）
費用	75万円（税別）
副作用	虫歯、歯周病に注意

初診時

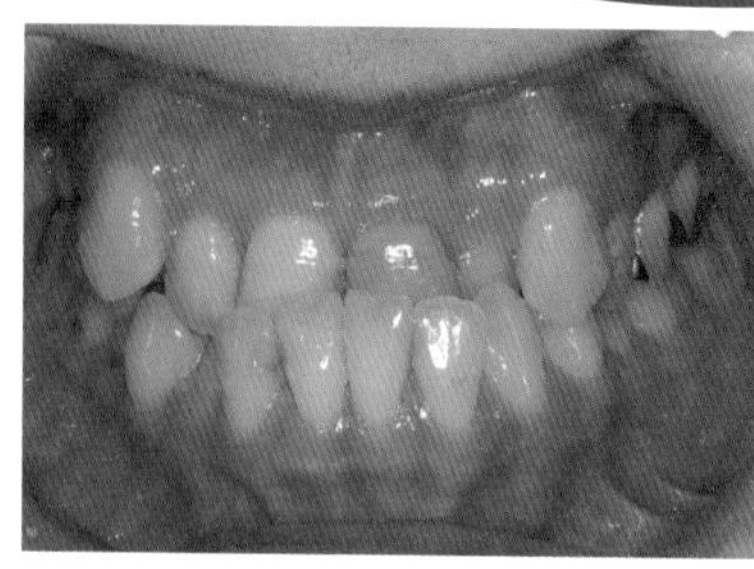

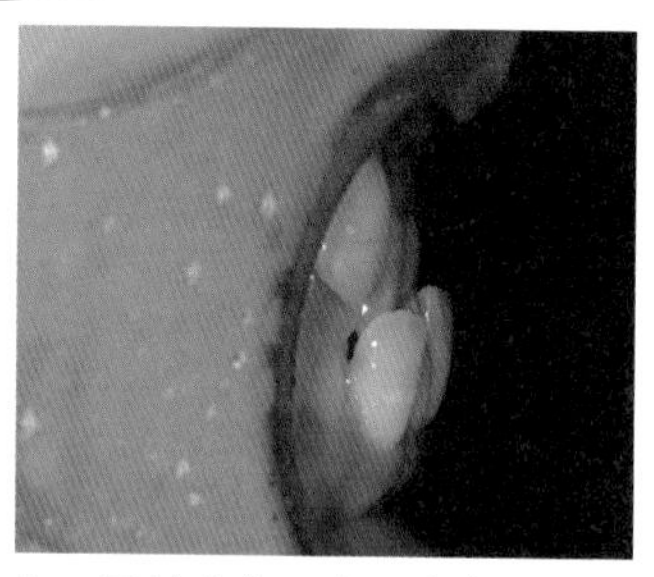

上の前歯が下の前歯の後ろに来てしまう、反対咬合です。犬歯が1本だけ飛び出ています。

治療開始時

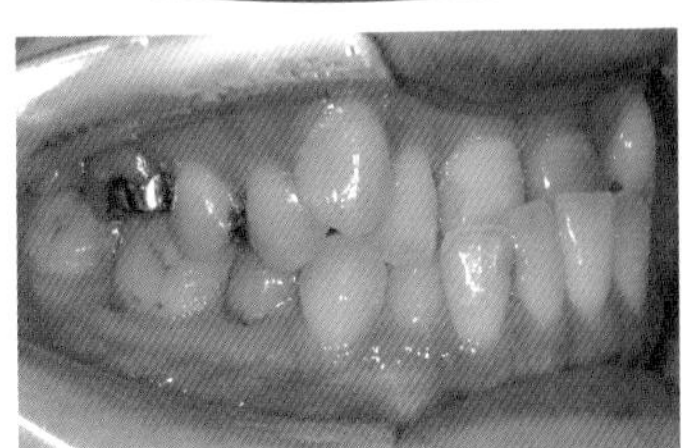

上下にインビザラインを装着し、反対咬合の改善を目指しました。

6ヵ月後

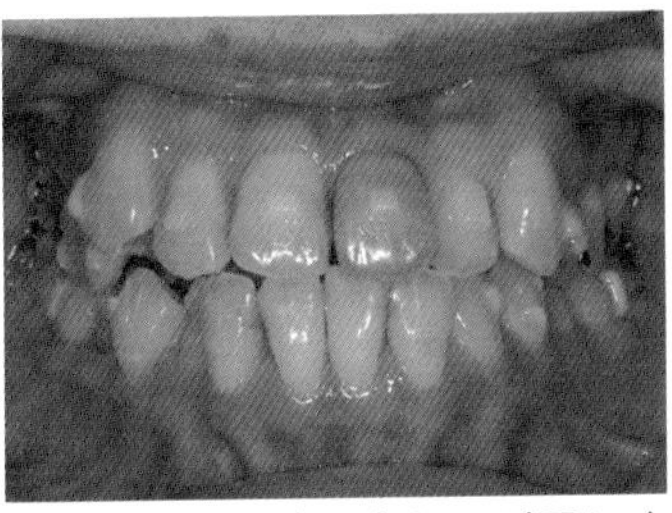

上下の前歯の噛み合わせが正しくなりました。

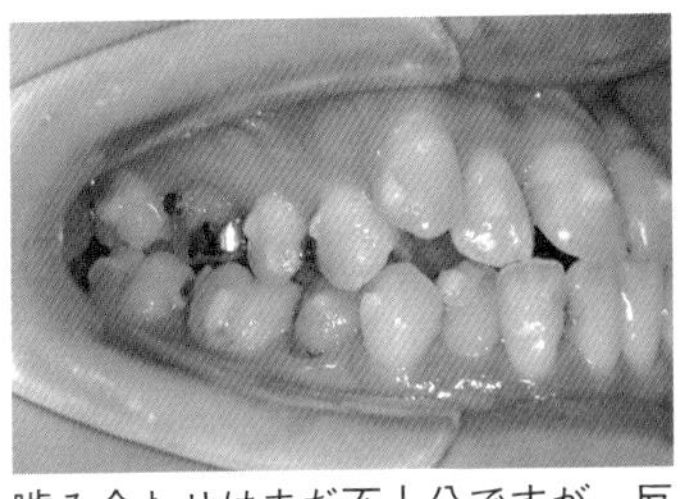

噛み合わせはまだ不十分ですが、反対咬合は早期に改善ができました。

前歯の反対咬合を気にされていた患者さんです。側面頭部のX線写真を分析すると、骨格性下顎前突症であることもわかり、外科手術も選択肢の一つでしたが、ご本人が歯列矯正での治療を望まれました。矯正装置は、装着が目立たないマウスピース型のインビザラインを選ばれました。

初診時に判明した前歯の反対咬合と、犬歯の八重歯の矯正のため、上下の親知らずの抜歯を治療方針としました。まず前歯の反対咬合を改善することを目標としてインビザラインを作成し、装着してもらいました。インビザラインは一週間に一回のペースでマウスピースを交換し、少しずつ歯を移動させていくため比較的痛みが穏やかです。矯正治療を受ける際に、痛みへの不安が大きい患者さんでしたが、インビザラインを選ばれたことで「思ったよりも負担が少なく、歯並びが変化していくのが目に見えてわかるので、楽しく続けることができた」と話されました。

前歯の反対咬合は約六ヵ月で改善しました。次に八重歯の部分の改善を行うための治療を継続し、こちらも約六ヵ月で内側に収まり、ほぼ目立たない位置に落ち着きました。その後、上下の歯軸を適切な角度にしたり、噛み合わせの角度などの微調整を行って、治療を完了しました。

写真でもわかるように、インビザラインは見た目もほとんどマウスピースが目立たないため、矯正治療をしていることがわかりにくくなっています。患者さんからの希望も多く、今後は矯正治療の主流をなしていくことが予想されます。

治療後

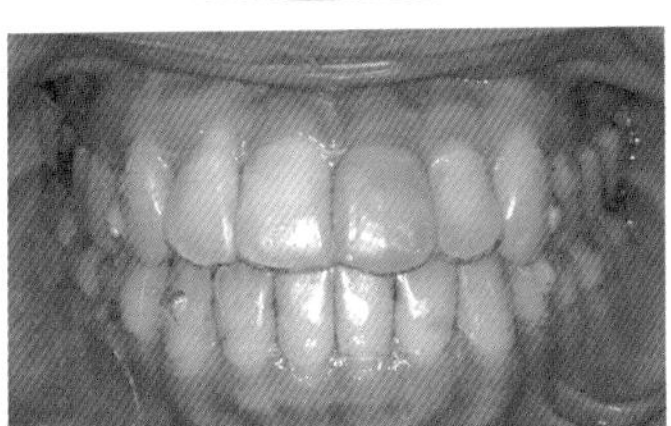

適切な上下の前歯の正中線も一致しています。歯肉退縮も最小限でした。

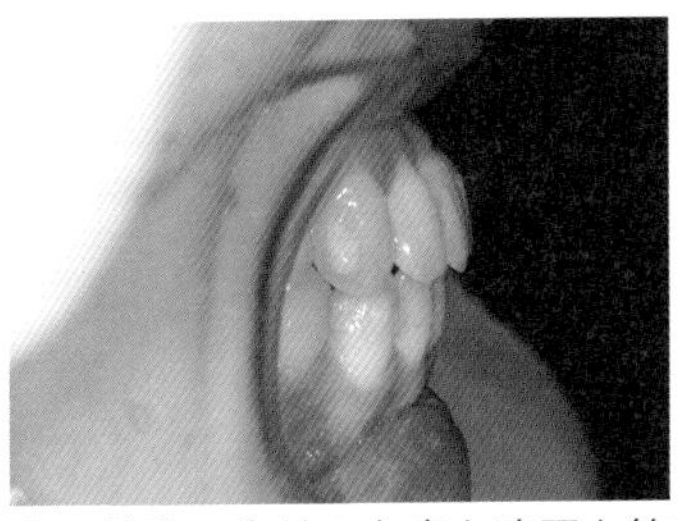

上下前歯の歯軸の角度も適正な範囲で仕上がっています。

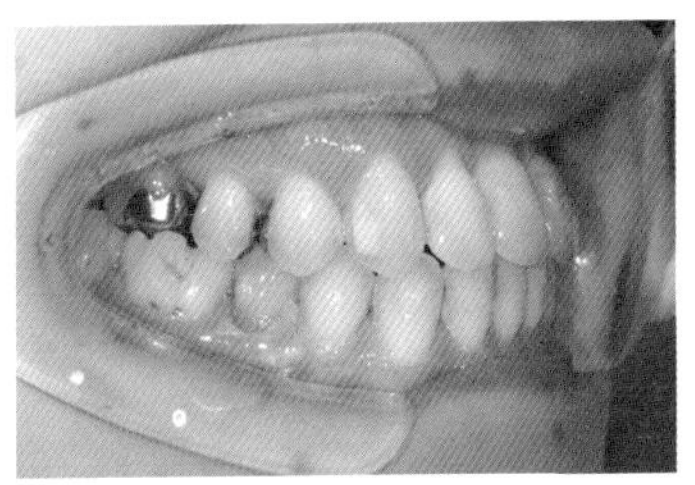

八重歯も目立たず、理想的な1歯対2歯の咬合が完成しています。

1年2ヵ月後

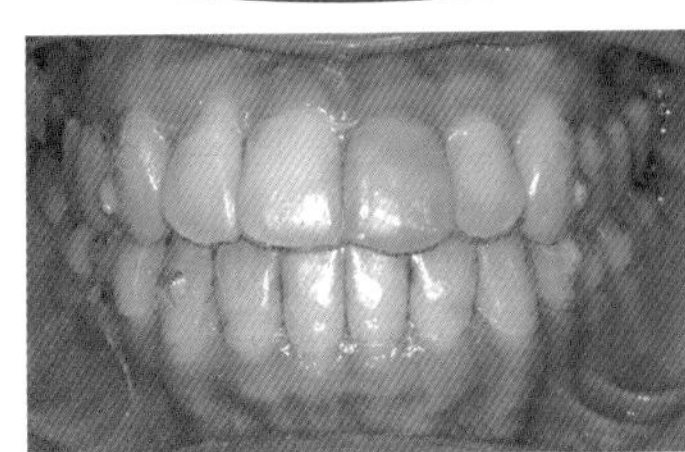

八重歯も目立たなくなり、インビザラインもほとんどわかりません。

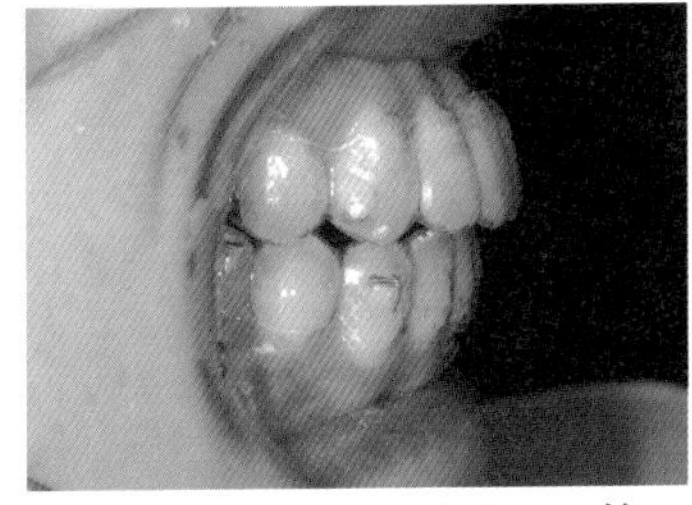

反対咬合はすっかりきれいに治っています。

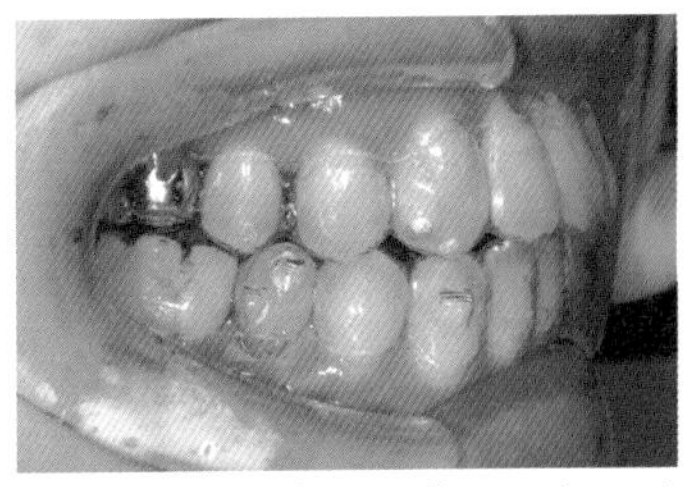

マウスピース上の凹凸はアタッチメントというレジンパッドです。

20歳・女性　　症例 5

奥歯2本を抜歯し親知らずを移動するミラクル技が成功

主訴	上の前歯が出ているのを治したい
診断名	下顎後退を伴う歯槽性上顎前突症・下顎歯列の正中偏位を伴う顔面非対称
初診時年齢	20歳4ヵ月
矯正装置	マルチブラケット矯正装置
手術	下顎矢状分割術
抜歯	下顎左側第一大臼歯・下顎左側第二大臼歯・下顎右側親知らず
治療期間	4年4ヵ月（装置により動かしている期間）
費用	約25万円 ※保険適用、手術代は別途
副作用	虫歯、歯周病に注意

初診時

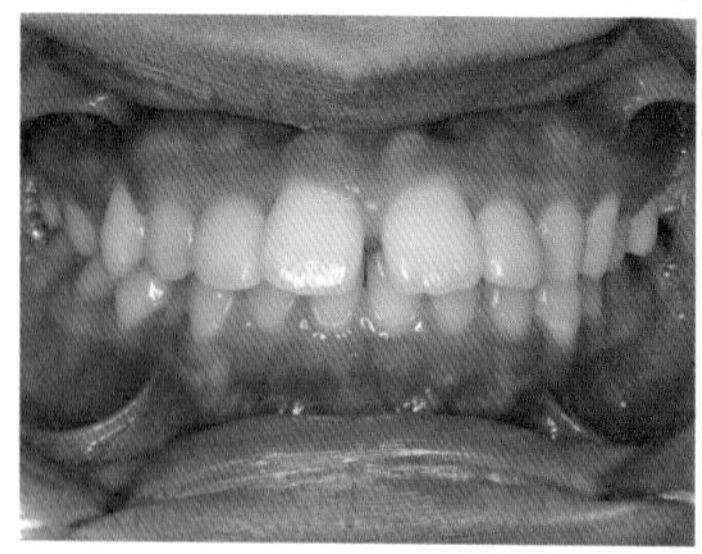

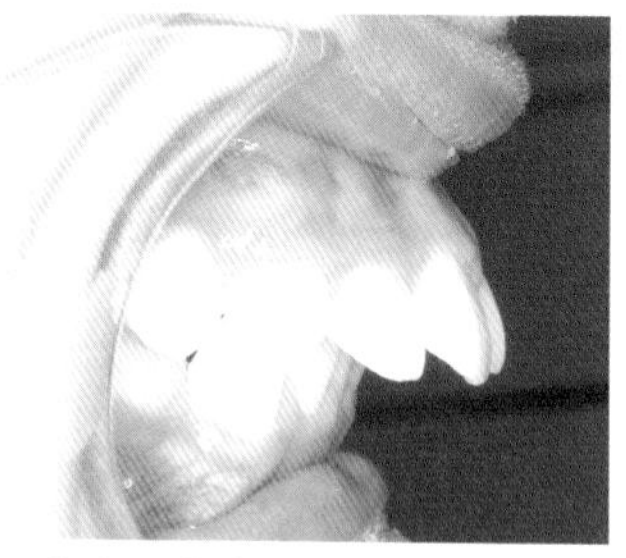

上あごの前歯前突が主訴。約10ミリ下の歯よりも出ています。前歯2本の間のすき間も気になります。

主訴は前歯の出っ張りで、下の歯よりも一〇ミリ以上も上の歯が出て、前歯二本の間は三ミリほどの隙間もありました。また精密検査を分析したところ、上顎前突で顔面の左右非対称もみられたことから、外科手術を伴う矯正治療を行うことになりました。

もうひとつ、大きな課題と思われたのが下あご左側奥歯二本が重度の虫歯で抜歯が必要なことでした。しかし、X線写真を見るとその奥の親知らずがこれから生えてくることがわかり、奥歯二本を抜歯後にこの親知らずを活用する治療計画をたてました。かなりの期間がかかりましたが、斜めに生えてきた親知らずに矯正装置を装着し、抜歯をした第二大

治療開始時

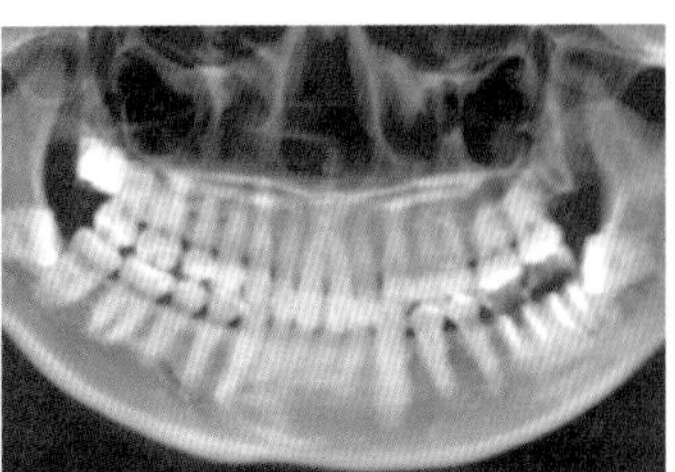

レントゲン写真でこれから親知らずが生えるとわかり、治療に活用する計画をたてました。

2年後

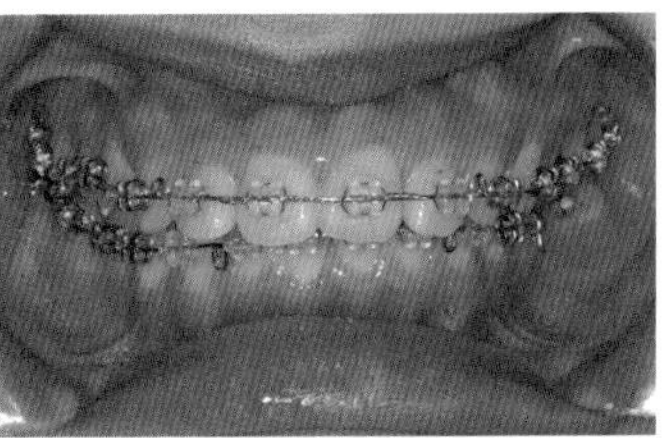

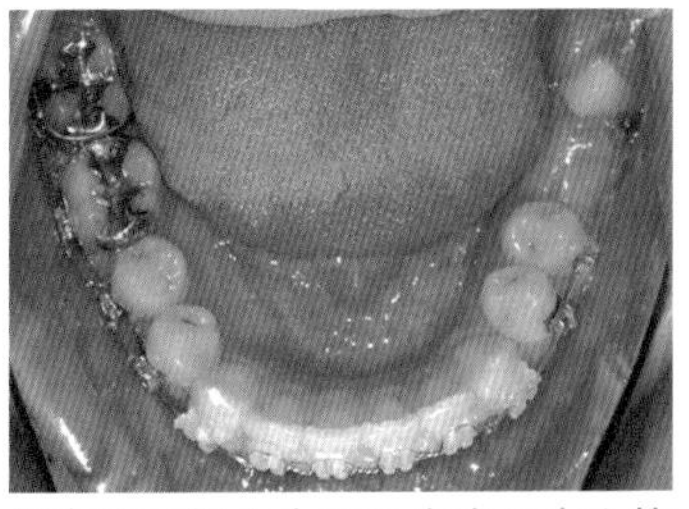

保存不可能な右下の奥歯２本を抜歯しました。生えてきた隣の親知らずを利用します。

臼歯の位置まで親知らずを持ってくることができました。その間、上あごの前歯の出っ張りも矯正装置を装着して徐々に収めていきました。

親知らずのコントロールは不十分でしたが、約三年かけてようやく全体的な歯並びが整ったタイミングで、外科手術で下あごを前に出し、正常な位置に戻しました。

手術後に親知らずを中心とした術後矯正治療を行い、四年四ヵ月をかけて動的治療が終わりました。傾斜して出てきた親知らずを抜歯した部位に水平に移動し、さらに九〇度直角に起こすという、自分自身も未経験なチャレンジで長い治療期間を要しましたが、当初思い描いたゴールに辿り着くことができました。

「長期間にわたる治療でつらい時期もありましたが、先生やスタッフの方に支えられ、理想の歯並びを手に入れられました。笑ったときの印象が変わったと、周りの人に言われて嬉しかったです」と患者さんの感想です。

治療後

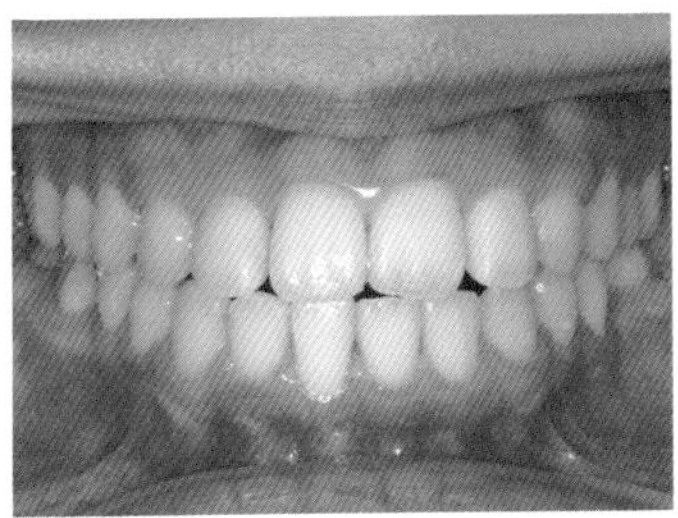

前歯もしっかりと噛み合わせられるようになりました。

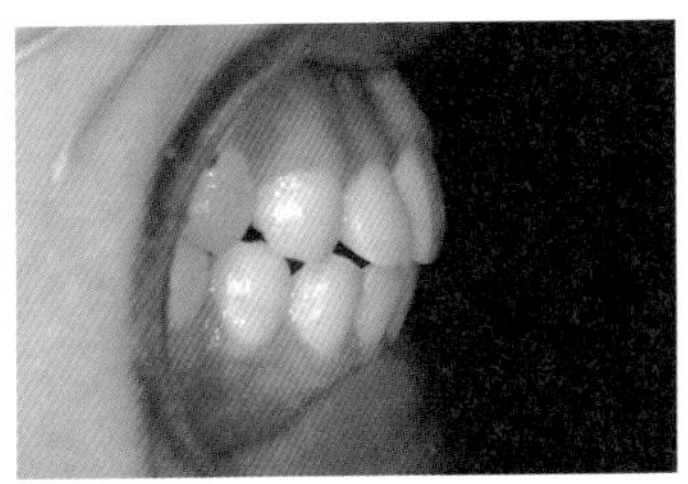

初診時の噛み合わせが想像つかないくらいきれいな仕上がりに。

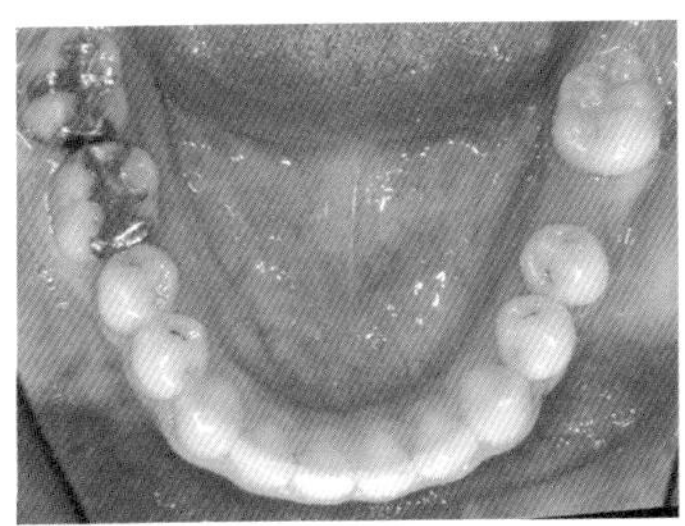

欠損していた奥歯2本の、１本分足りない部分にはインプラントを入れる予定です。

3年8ヵ月後

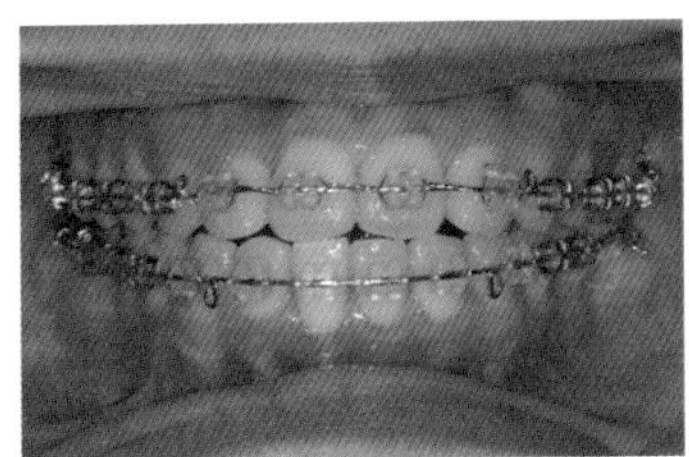

外科手術後。初診時は過蓋咬合の状態だったので、後戻りを考慮し噛み合わせを浅く設定。

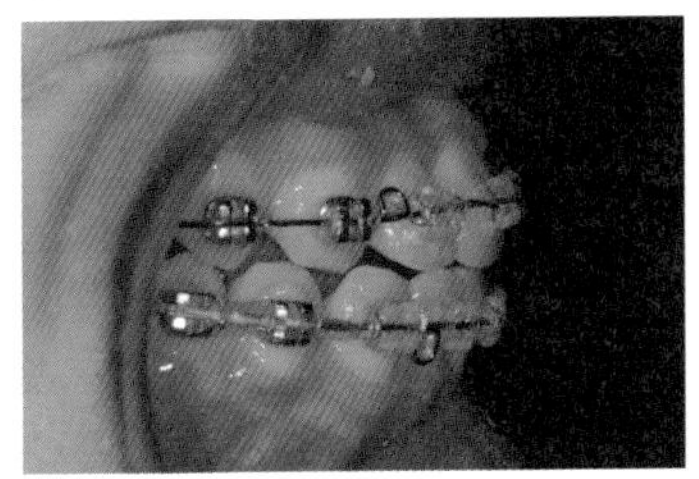

突出していた前歯もかなり収まってきました。

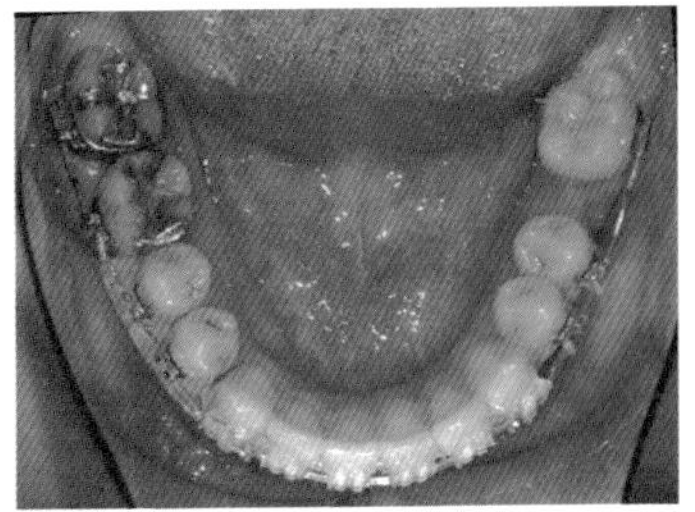

横に埋伏していた親知らずは前方に移動させ、90度回転させて噛み合わせに利用。

43歳・女性　症例 6

外科手術と組み合わせることで ガミーと下あごの悩みを克服

主訴	上の歯が出ている。横から見たときにあごがない
診断名	骨格性上顎前突症・下顎前歯叢生・ガミースマイル
初診時年齢	43歳1ヵ月
矯正装置	マルチブラケット矯正装置・歯科用アンカースクリュー
手術	Le-FortI型骨切り術・下顎矢状分割術・オトガイ水平骨切り術
抜歯	下あご両側の親知らず
治療期間	2年3ヵ月（装置により動かしている期間）
費用	約25万円 ※保険適用、手術代は別途。インプラント、審美歯科は他医院の自由診療で施術
副作用	虫歯、歯周病に注意。手術による知覚麻痺

初診時

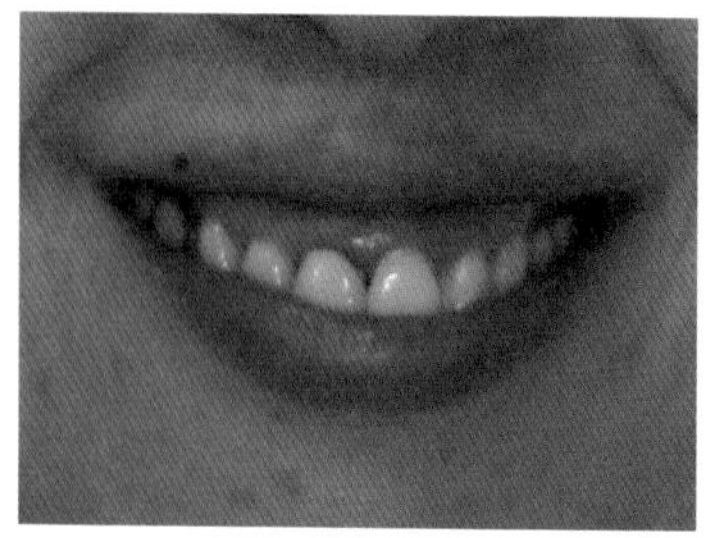
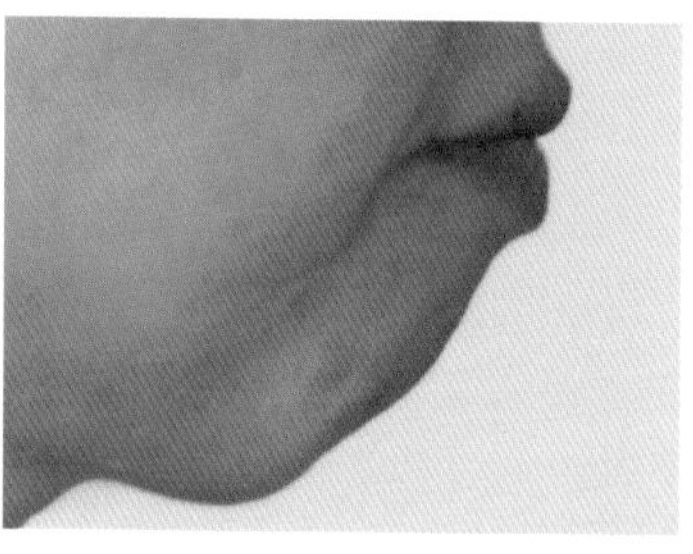

歯ぐきがむき出しになるガミーがスマイル写真からわかります。横顔も、あごがないように見えます。

笑ったときに歯ぐきが露出してしまういわゆるガミースマイルは、男女を問わずコンプレックスに感じている人が多くいるようです。この患者さんの場合、ガミースマイルに加えて横から見るとあごがないように見えることにも悩まれていました。

精密検査を分析した結果、歯列矯正だけでは症状の改善が難しいことから外科的矯正治療となりました。また奥歯二本が欠損していましたが、これは治療後にインプラントの挿入を予定し、抜歯は下あごの両側親知らずを予定しました。

上あごよりも下あごが大きく、そのため正しい噛み合わせができていないことも判明。

初診時

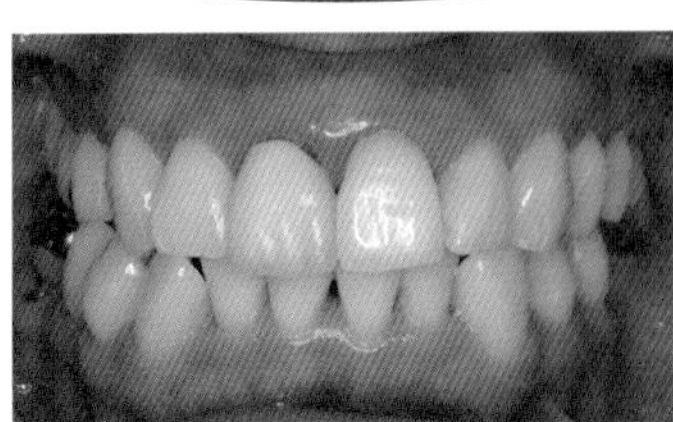

小臼歯から大臼歯にかけて奥歯の噛み合わせが反対になっています。

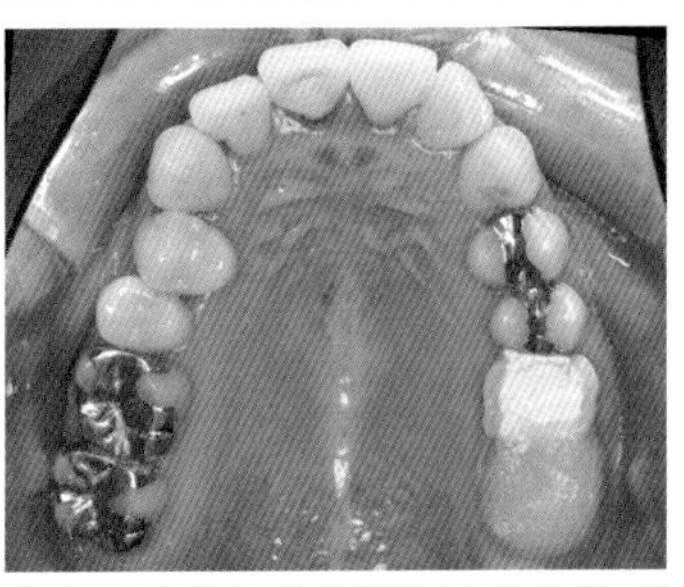

上あご奥歯には不適切な詰め物がかぶせられた状態でした。

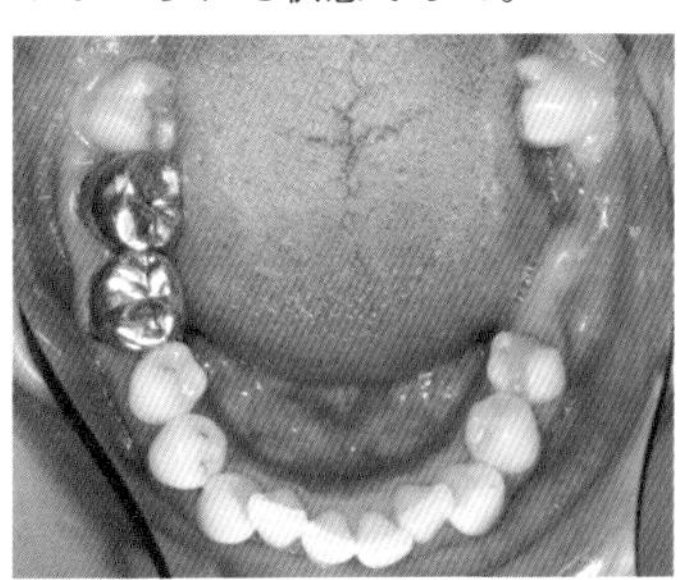

噛み合わせが悪く咬合痛が生じた結果、神経を取ったり抜歯してしまっていました。

上あごに歯列拡大のためのハイラックス装置を、下の歯は歯列を整えるためマルチブラケット装置を装着しました。欠損している奥歯の部位には矯正用のミニスクリューを装着して、歯列矯正治療用に利用しました。

上下の歯並びと噛み合わせが治療計画通りにすすんだことから、医療連携している総合病院の口腔外科で手術が行われました。入院期間は九日でした。

手術後、最終的な調整を行うために矯正装置を付けて経過を見守り、二年三ヵ月で動的治療期間を終了した後に、奥歯二本をインプラント治療で取り戻しました。

「始めるまではとても勇気がいりましたが、一歩踏み出すと意外とあっという間に終わります。どんどん良い方向に向かっていくことを実感できて、治療期間中も、辛さよりも喜びが大きかったです」と、治療後の感想をいただきました。

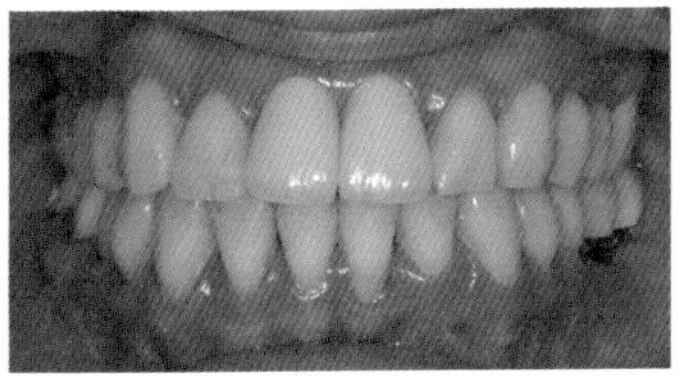

正面から見ても、歯並びがきれいに整っています。

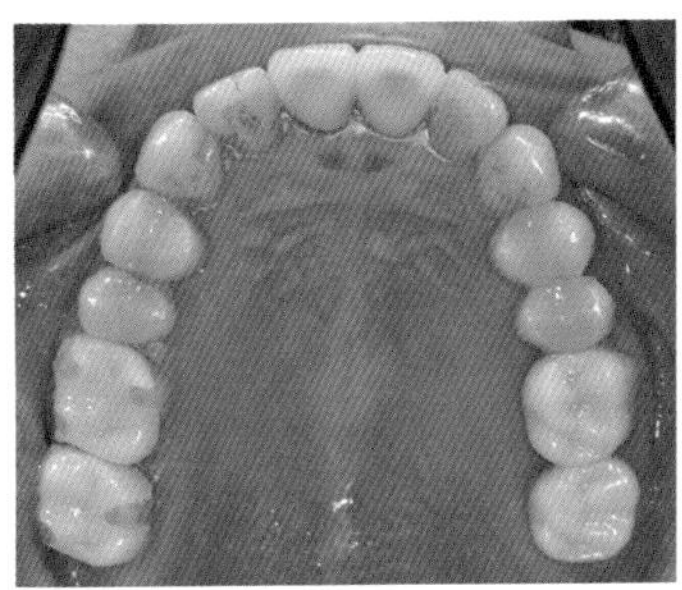

金属はすべて除去。オールセラミッククラウン・コンポジットレジンで修復しました。

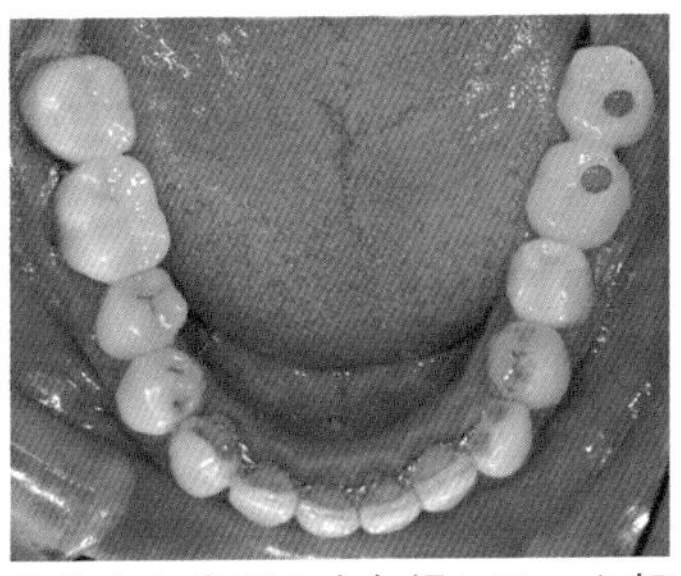

もともと歯が２本欠損していた部分には、インプラントをセットしました。

3ヵ月後

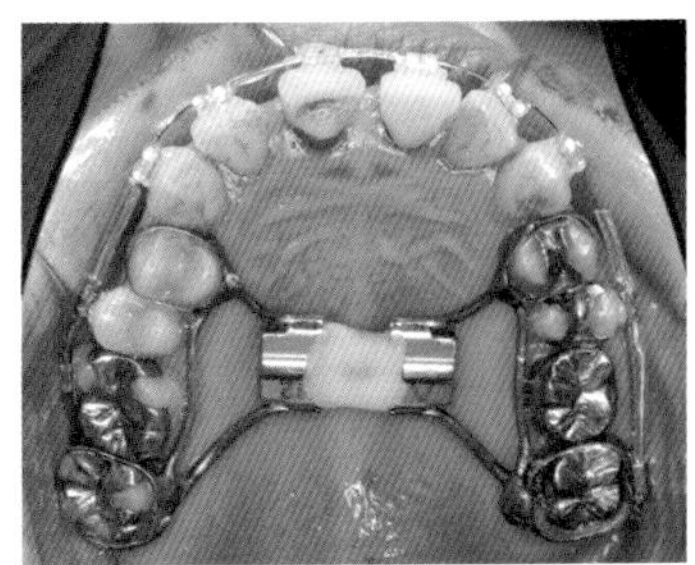

上あごに歯列拡大装置を装着。その後歯科手術を行いました。

治療後

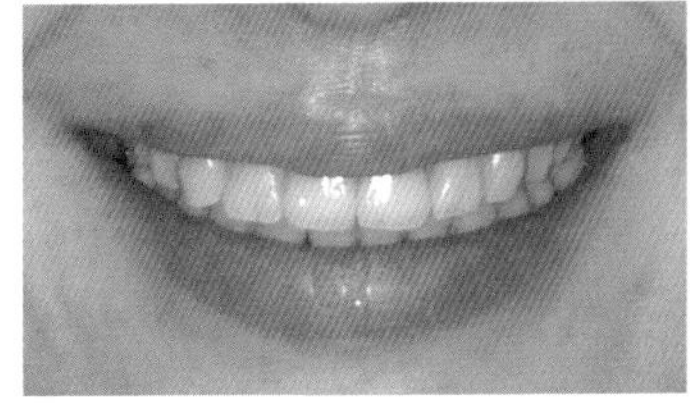

ガミーフェイスが改善され、その結果、人中も短くなっています。

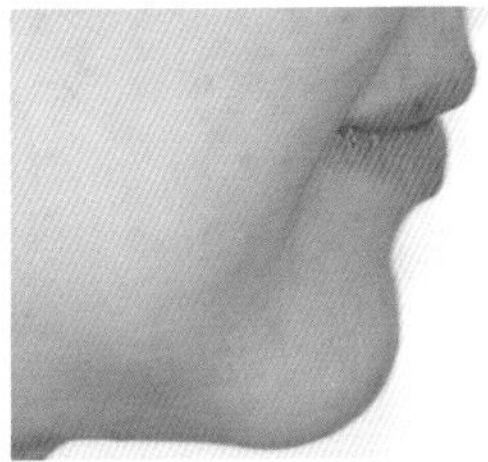

オトガイの後退感が改善し、あごの垂直的バランスも整いました。

37歳・男性　　症例 7

骨格、噛み合わせ、歯並びのレベルをトータルに引き上げる

主訴	歯並び虫歯などトータルに治したい。普通に食べ物を食べたい
診断名	上顎後退を伴う骨格性下顎前突症・開咬症・反対咬合・顔面非対称症
初診時年齢	37歳8ヵ月
矯正装置	マルチブラケット矯正装置
手術	Le-Fort Ⅰ型骨切り術・下顎矢状分割術
抜歯	上顎親知らず・右側第一小臼歯・左側第二大臼歯・下顎親知らず・右側第二大臼歯・左側第二小臼歯・左側第一大臼歯
治療期間	2年8ヵ月 ※装置により動かしている期間
費用	約25万円 ※保険適用、手術代別途
副作用	虫歯、歯周病に注意

初診時

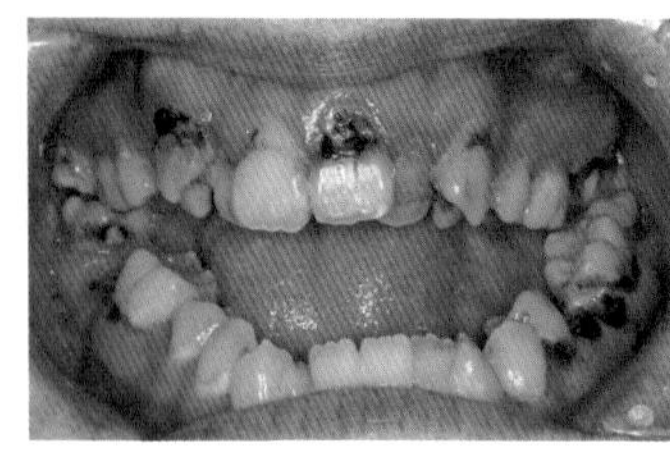

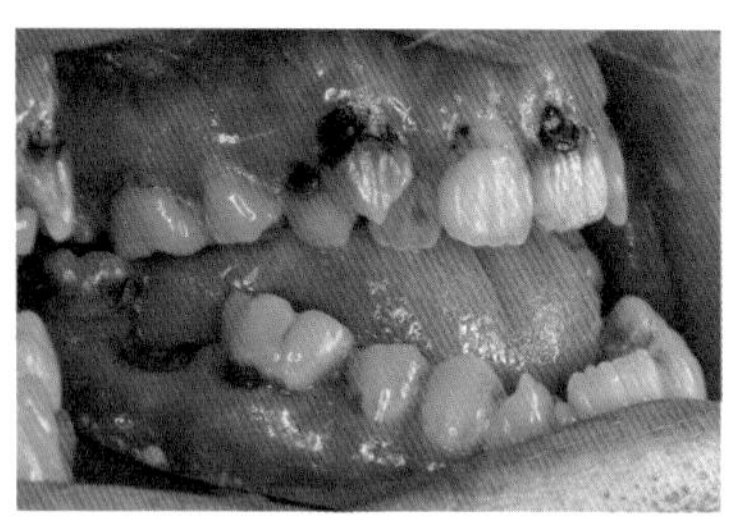

多数の虫歯があり、数本は抜歯が必要でした。咬合状態は著しい開咬で、噛み合わせも反対咬合になっています。

治療開始時

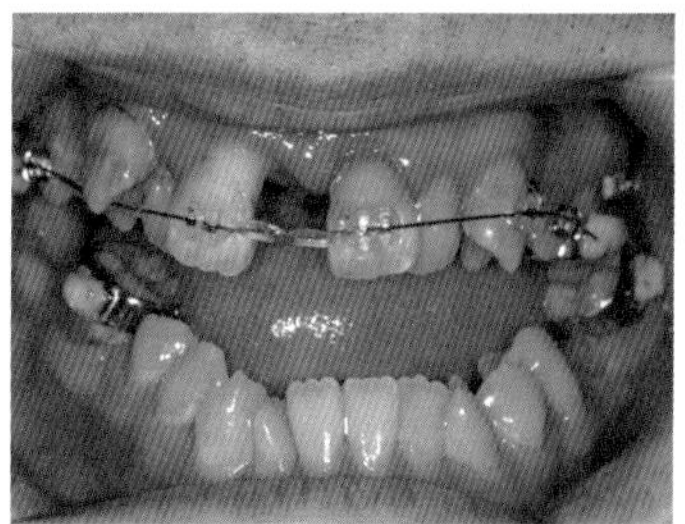
上あごの外側に、矯正装置を装着しました。

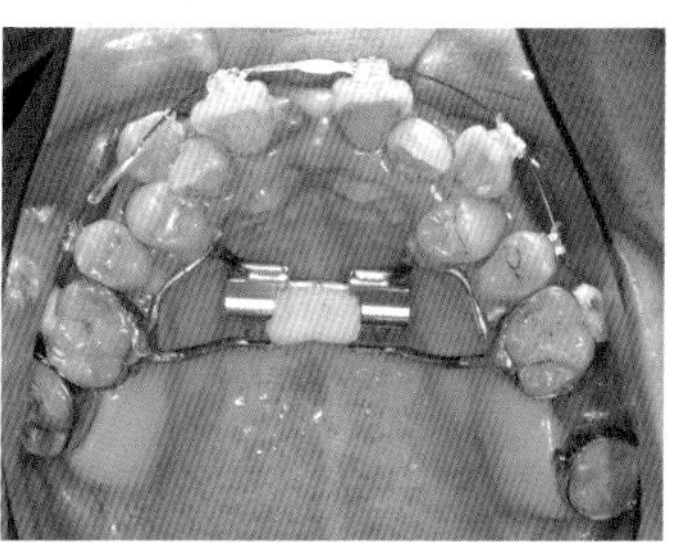
上あごの拡大を、ハイラックス装置にて行いました。

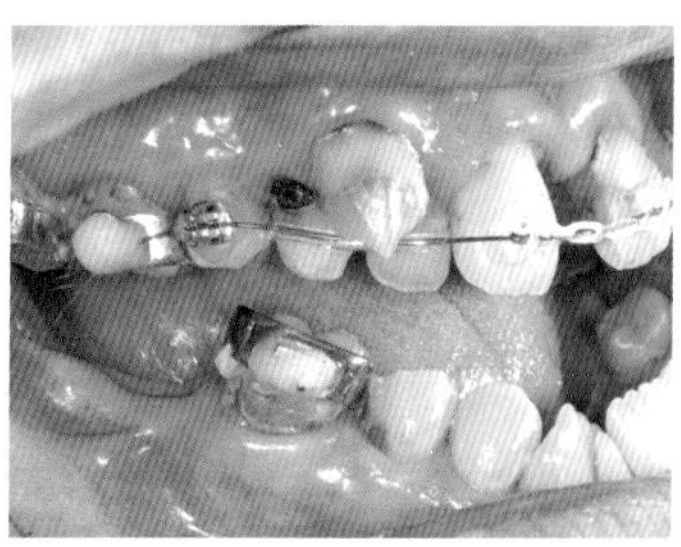
噛み合わせが崩壊しており、1歯か2歯しか噛んでいませんでした。

私が担当させていただいた患者さんの中でも、さまざまな問題が複雑に絡み合い、かなり難易度の高い症例でした。まず骨格の問題では下あごが出ていて歯の噛み合わせが逆の反対咬合と、口がしっかりと閉じられない開咬でした。また治療をしていない虫歯がかなりの本数あり、数本は抜歯が必要です。加えて持病があるため、どこまで積極的な治療ができるかは他分野を専門とする医師たちと慎重な検討が必要と思われました。

まず外科手術を含めた治療計画を綿密に立て、かなり状態の悪い虫歯がこれ以上進行しないように最低限の虫歯治療からスタートしました。その後に上あごに拡大装置を装着し、保存不可能な虫歯は抜歯しました。歯の移動を促進するコルチコトミーを併用して一ヵ月ほどかけて上あごの歯列を拡大して、上あご、下あごの順番で矯正装置を装着しました。

一年七ヵ月ほどかけて上下ともに歯並びがかなり整ってきたところで、提携の総合病院で、上あごを前に出し、下あごを下げる手術が同時に行われました。

手術後、心配していた噛み合わせも正しい位置で固定され、反対咬合、開咬の症状は治すことができました。全体の歯並びもきれいになりました。

「以前は噛み合わせが原因なのか、頭痛や肩こりに悩まされましたが、今は体調もとても良くなりました。しっかりとものが噛めるようになり、食事も美味しくいただいています。睡眠も鼻呼吸ができるようになり、ぐっすりと眠れるようになりました」と、患者さんの感想です。外見的なことだけでなく、体調の良さも実感されています。

治療後

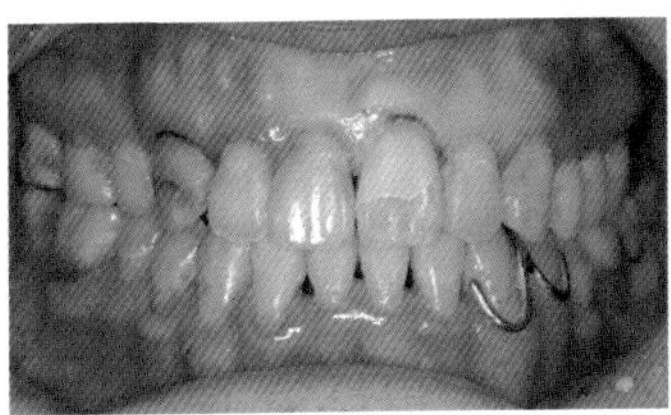

上下の歯の中心線も完全に一致。治療中傾いていた歯列も並行に。

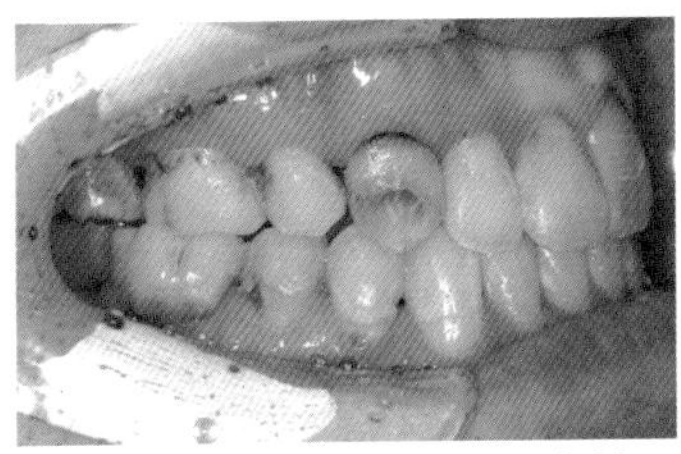

反対咬合も開咬も改善。1歯対2歯の自然な噛み合わせに仕上がりました。

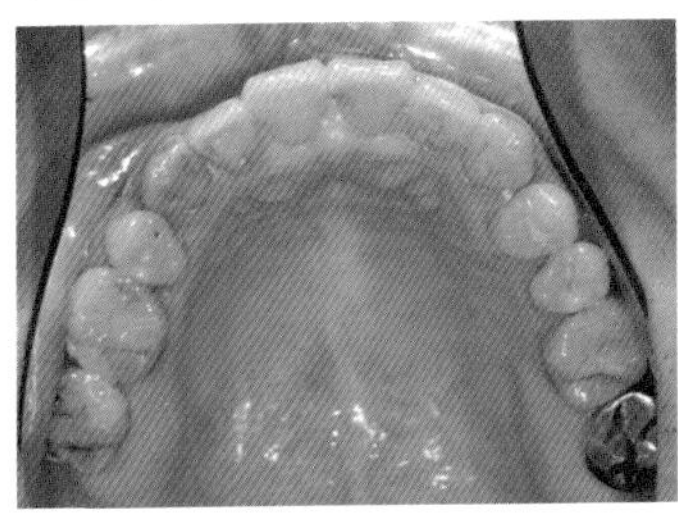

左右で抜歯部位が異なりますが、ほぼ左右対称に配列ができています。

1年7ヵ月後

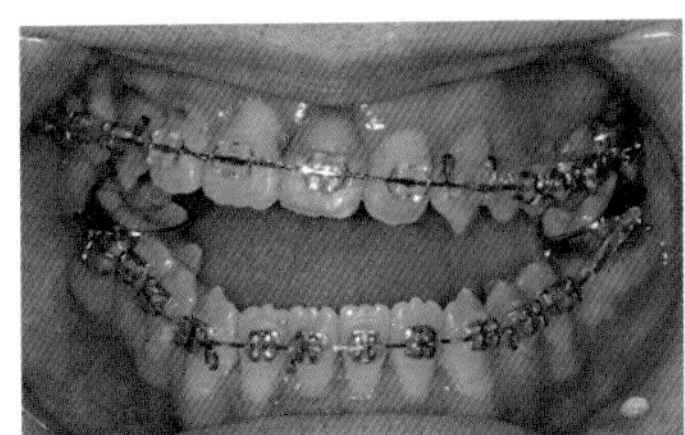

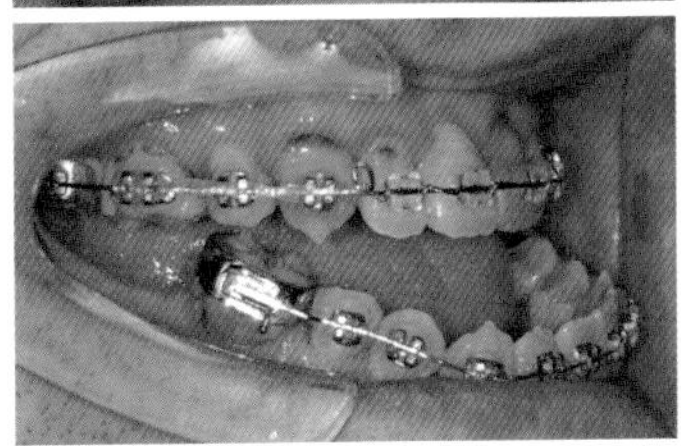

手術前矯正治療が完了。上下ともかなり歯並びが整えられています。

2年0ヵ月後

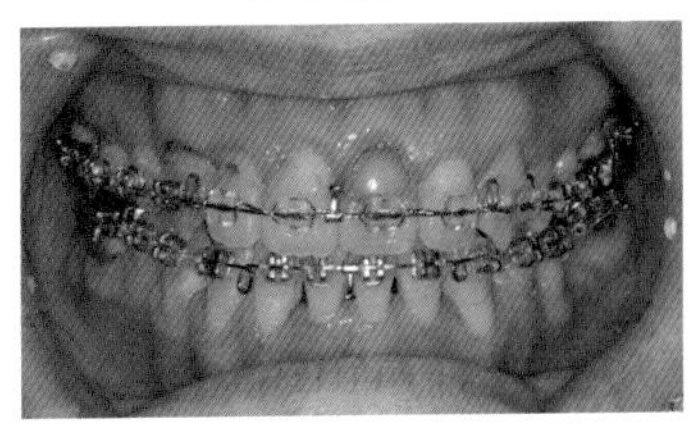

上下顎の外科手術完了後、上下の歯の中心線もほぼ整い、噛み合わせも良好です。

4歳・女児　**症例 8**

成長期の骨格をコントロールして反対咬合を改善

主訴	受け口を治したい
診断名	骨格性下顎前突症・前歯部反対咬合
初診時年齢	4歳0ヵ月
矯正装置	プロトラクター・リンガルアーチ・拡大床
手術	なし
抜歯	なし
治療期間	3年10ヵ月（装置により動かしている期間）
費用	30万円（税別）
副作用	虫歯に注意

初診時

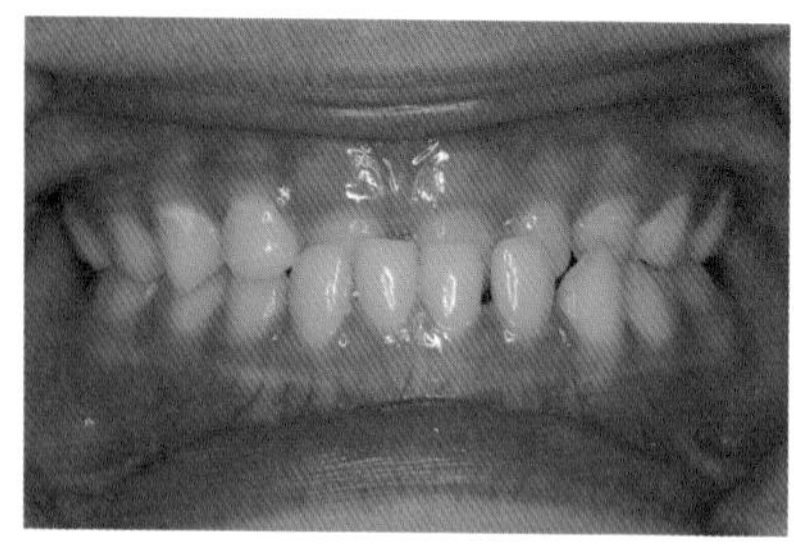

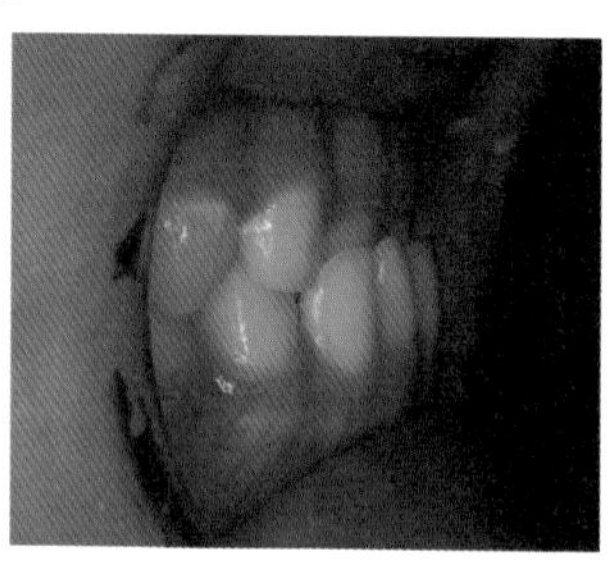

上の前歯が下の歯の内側に入る反対咬合になっています。まだ乳歯なので経過観察とします。

初診時は四歳で、上下の前歯の噛み合わせが逆になる反対咬合を心配されての来院でした。永久歯がまだ一本も萌出していない状態で、噛み合わせの不正が前後に限定されているため、この症例では通常通り経過観察となりました。

六歳になって上下の前歯の交換が始まりましたが、この時点で反対咬合が確定しました。この場合、自然治癒する確率はとても低くなるため、早期の治療が望ましく、この患者さんもすぐに治療をスタートしました。精密検査の結果、骨格性下顎前突症と分析され、下あごが骨格ごと出ていることがわかりました。治療方針としては、上あごの骨を引っ張る

治療開始時

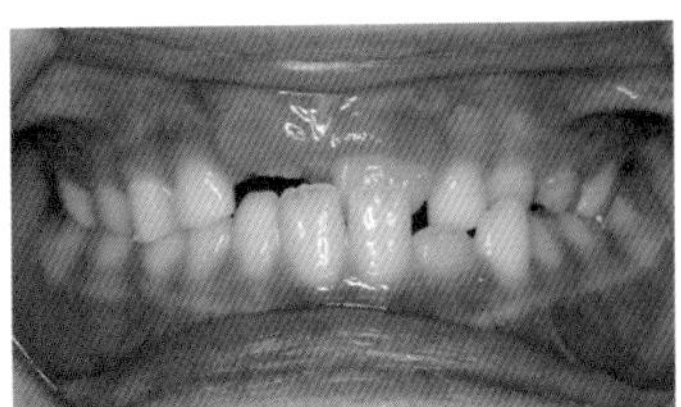

6歳になり、生えそろってきた永久歯も反対咬合の可能性が高く、治療をスタートしました。

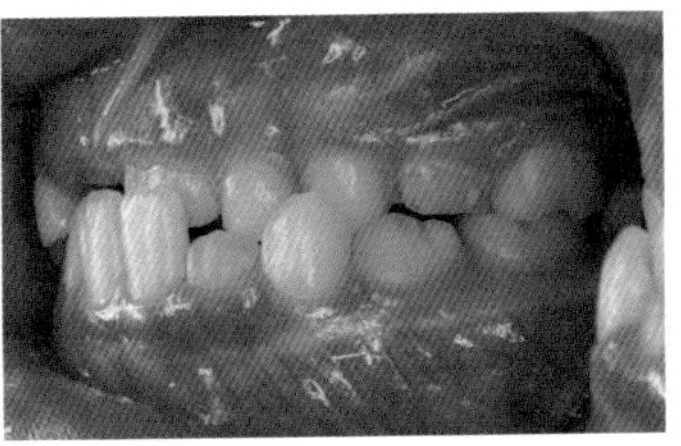

前歯だけでなく、奥歯の噛み合わせも反対となっています。

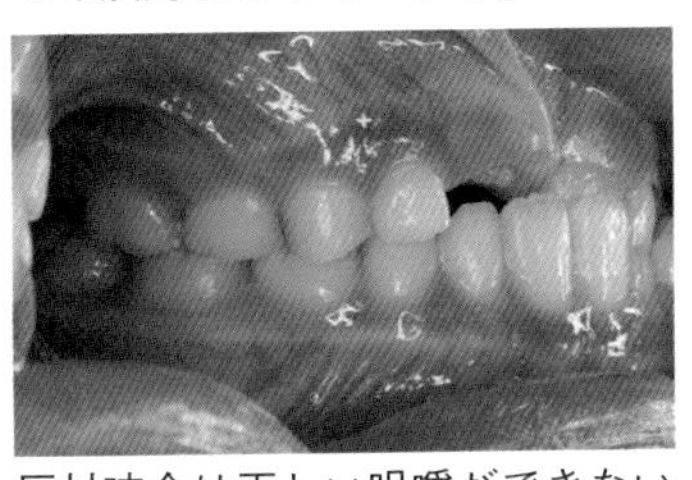

反対咬合は正しい咀嚼ができないため、あごや顔の発育に悪影響を及ぼす可能性も危惧されます。

プロトラクターとリンガルアーチという装置を装着して前方拡大を行います。プロトラクターは自宅や寝るときを中心として使用し、一日に一〇時間以上装着するのを目標とします。反対咬合が改善してきたら、その後に歯列の側方を拡大し、下あごは経過観察としました。

プロトラクターを装着すると、反対咬合がすっかり改善したので、一年後から上あご歯列の側方拡大を行うための床矯正装置へと切り替えました。

一〇歳になって上あご歯列はすべて永久歯となり、下あご歯列では乳歯が残り三本となりました。この段階で矯正装置を撤去しましたが、噛み合わせも歯並びもきれいに整っている状態になりましたので、その後は経過観察となりました。一二歳のときの定期検診では、親知らずを除くすべての永久歯が萠出し、女性なので身長もあごの成長もほぼストップしたことから、ここで治療終了となりました。

ただし、この患者さんは上下の正中線がずれていることが気になるとのことでしたので、このまま一八歳まで経過観察を行い、必要に応じて歯列矯正を再開することにしました。

治療後

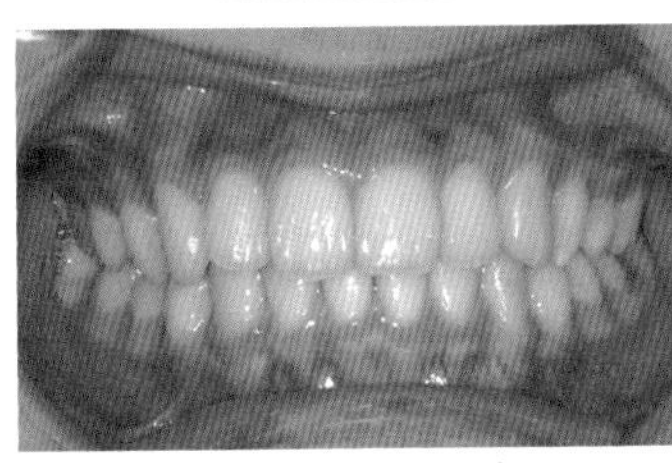

12歳になって、親知らずを除いて永久歯はすべて生え揃いました。

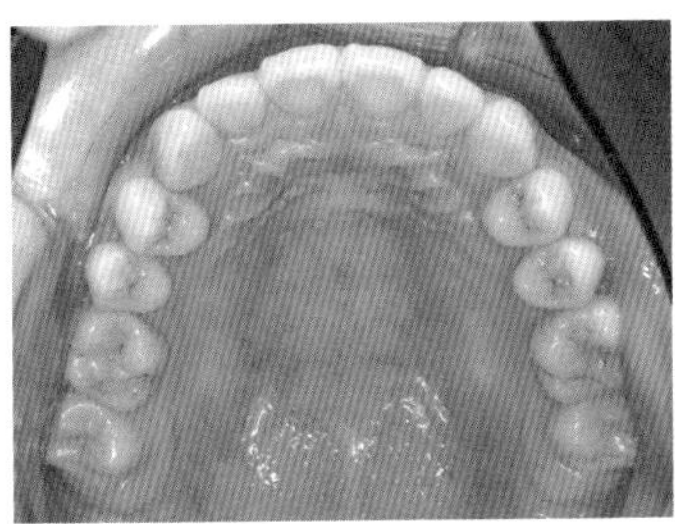

上あごがかなり拡大されたことで、歯がきれいに並んでいます。

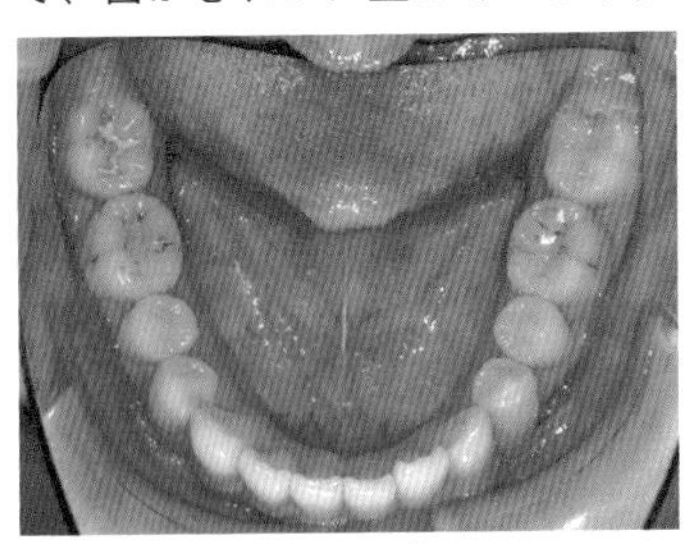

患者は現在16歳。成人するまで、経過観察をして見守ります。

4ヵ月後

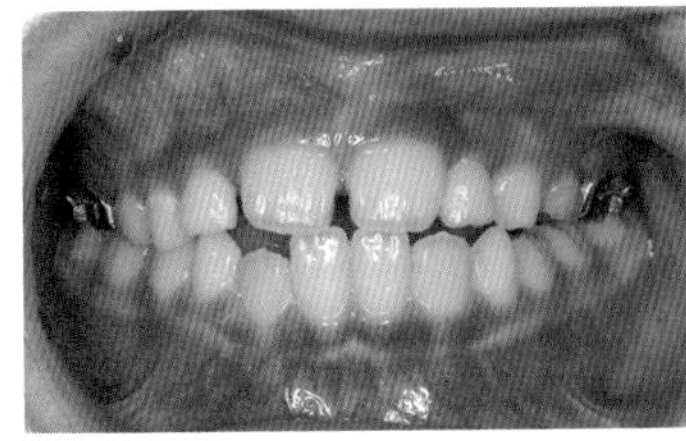

反対咬合が、かなり改善されてきました。

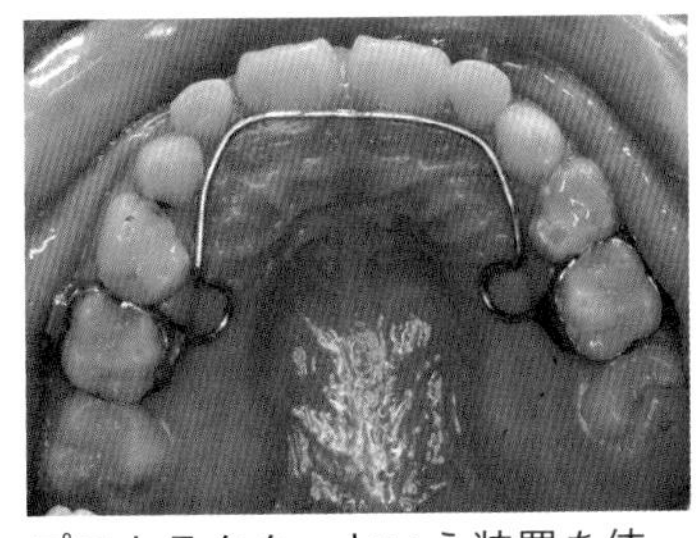

プロトラクターという装置を使って上顎歯列を押し出します。

1年11ヵ月後

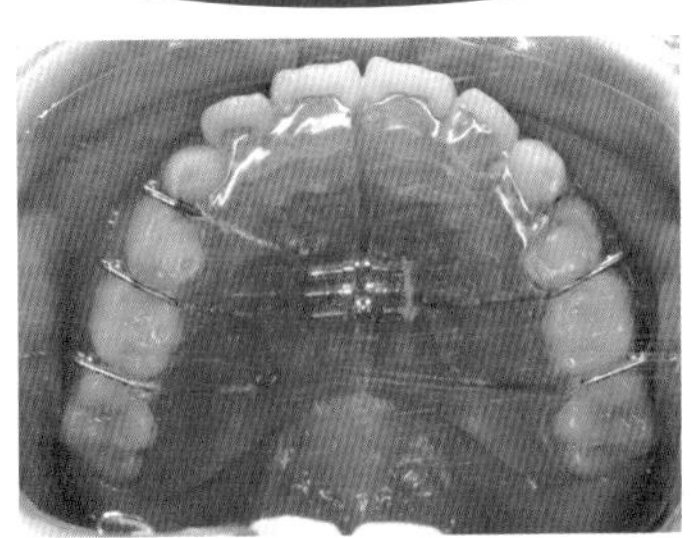

上あごの歯列を側方拡大するため、床矯正装置を装着しました。

9歳・女児　症例 9

永久歯に生え変わるタイミングで矯正治療をスタート

主訴	下の前歯のガタガタを治したい
診断名	骨格性上顎前突症・下顎前歯叢生
初診時年齢	9歳3ヵ月
矯正装置	マルチブラケット矯正装置
手術	なし
抜歯	なし
治療期間	3年2ヵ月（装置により動かしている期間）
費用	30万円（税別）
副作用	虫歯に注意

初診時

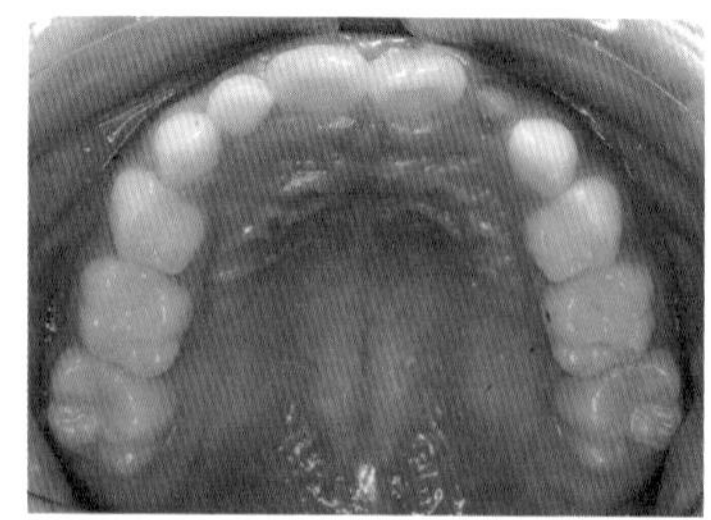

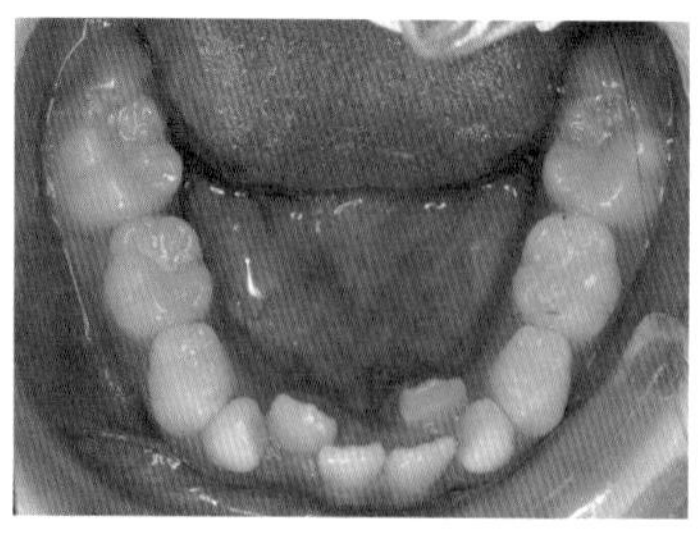

上下のあごが小さく、永久歯の出てくるスペースが足りないため、永久歯がガタガタに生えてきてしまっています。

治療開始時

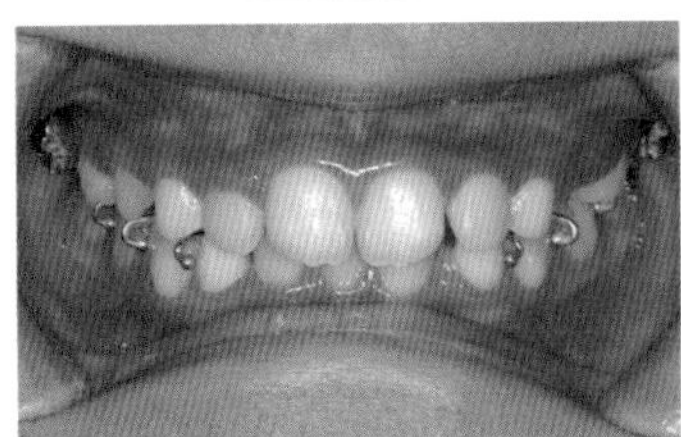
永久歯はサイズが大きいため、交換時期にガタガタになりやすいです。

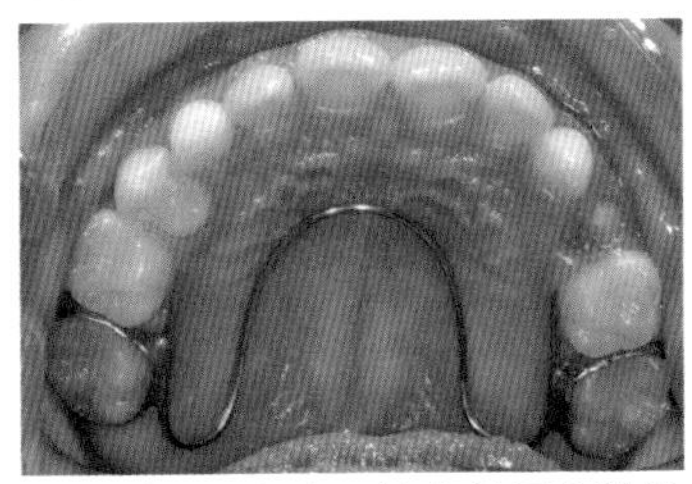
上あごに固定式の拡大装置を装着しました。

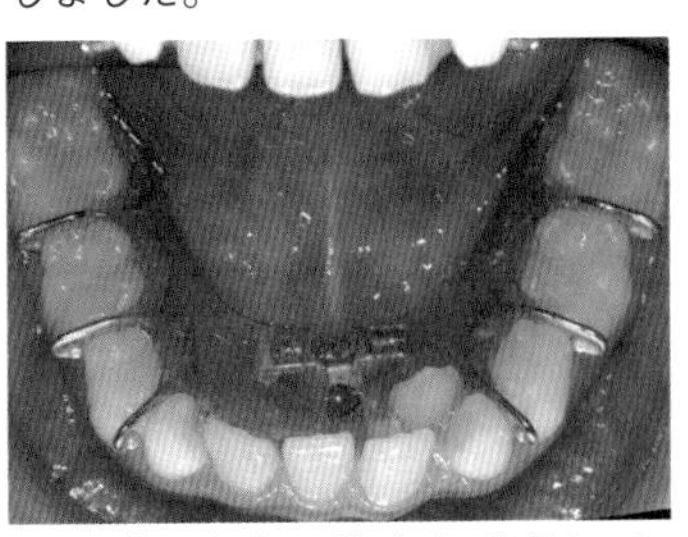
下あごは食事や発音を考慮して、取り外し可能な拡大装置を使用。

子どもの歯列矯正は始めるタイミングを悩まれる方も多いのですが、歯並びに不安があるときにはまず歯科医院で相談することをおすすめします。この患者さんは初診時は九歳で、乳歯から永久歯へと生え変わりの時期に、下あごの四本の前歯がガタガタに生えてきたことを心配して来院されました。萠出している永久歯は六本でした。

レントゲン写真を撮ってみると、上下の骨格のバランスは良いのですが、上下ともにあごが小さいことがわかりました。主訴は下の前歯の歯並びでしたが、上の前歯も永久歯の生えてくるスペースが狭く、このまま放置したら上下ともに前歯がガタガタになってしまうことが十分に予測できました。そこで上下歯列を拡大するため、上あごには側方拡大と後方拡大、下あごは側方拡大と前方拡大のための装置を装着。半年ほどで上あごは前歯四本が並ぶスペースが確保できました。また下あごのガタガタも少しずつ改善されていきました。

上下のあごの拡大が十分にすすんだことから治療を始めて一年八ヵ月後に、歯列の矯正装置を装着し、本格的に歯並びを整えていきました。まず上あごから先行してスタート。三ヵ月ほどして上あごの歯列が整ってきて顔面と歯の基準ができてきました。それに合わせて下あごの歯列にも矯正装置を装着しました。

矯正装置を外したのは一三歳で、三年以上の治療期間がかかりました。小児の歯列矯正は、あごの成長発育を利用するため、期間はどうしても長くなりますが、口腔内も管理されて、虫歯を一本も作ることなく治療を終えられました。お母さんがしっかりとサポートされ、親子で頑張りました。

乳歯と永久歯が混合している時期から歯列矯正をスタートできると、高確率で抜歯矯正を回避することが可能です。すべての乳歯が生え変わる前に治療を開始したいものです。

治療後

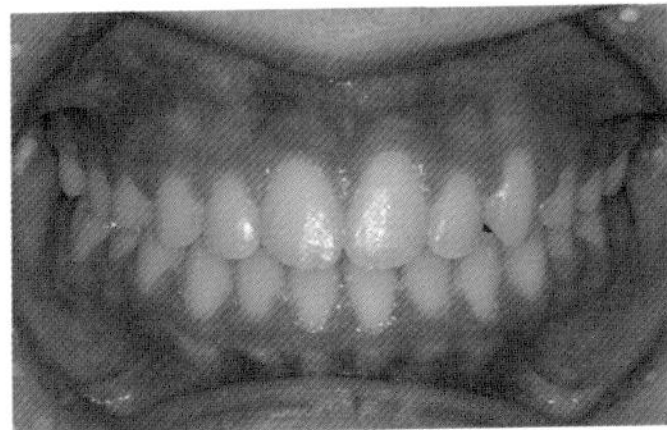

上下の正中線も一致し、きれいな歯並びになりました。

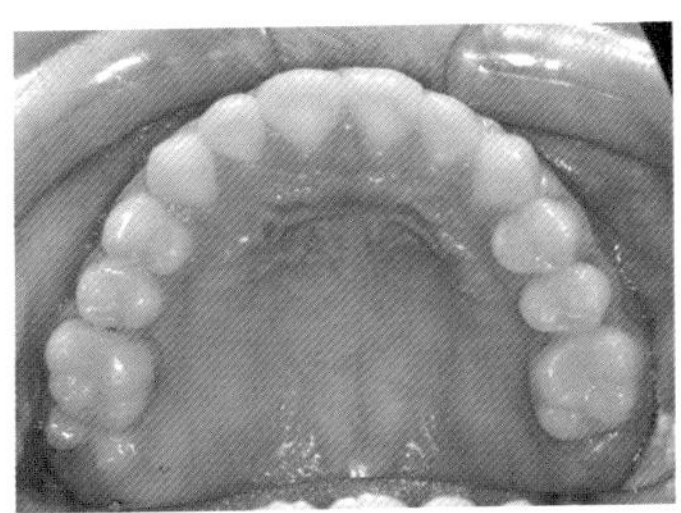

矯正治療中も虫歯の1本もない、健康な歯をキープできました。

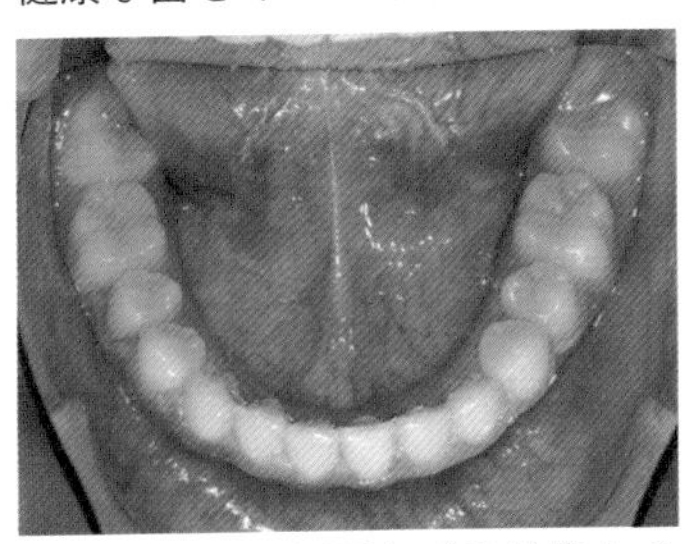

ガタガタだった下あごの前歯もきれいに揃いました。

1年6ヵ月後

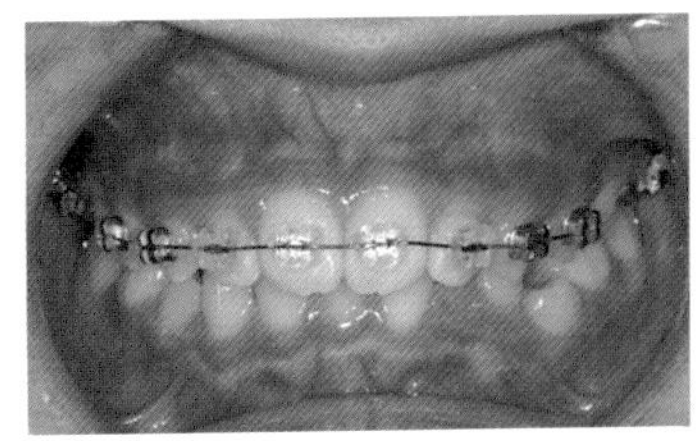

上あごが拡大したので、歯列矯正に移行します。

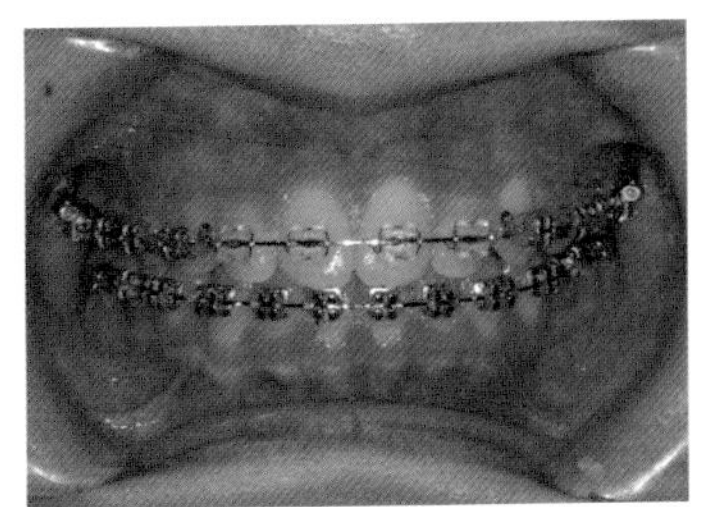

永久歯の萠出を確認しながら、下あごにも矯正装置を装着。

1年11ヵ月後

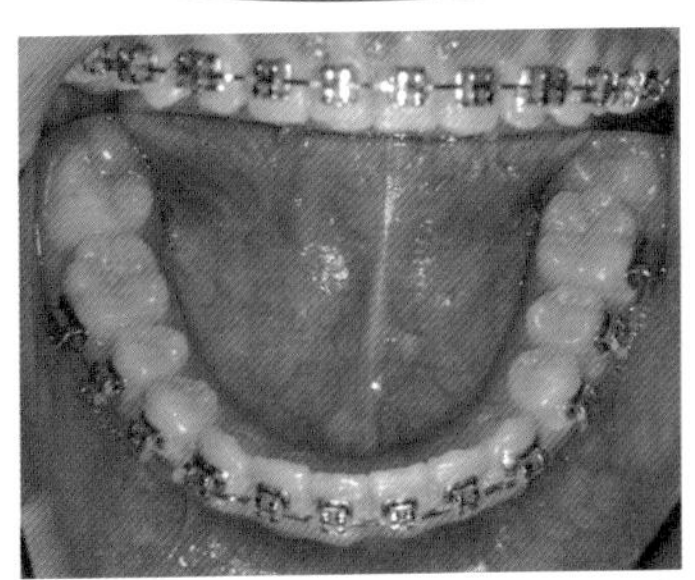

小児矯正の場合は、矯正装置に清掃性が高い金属を使用します。

第四章

歯の悩みに応える治療法

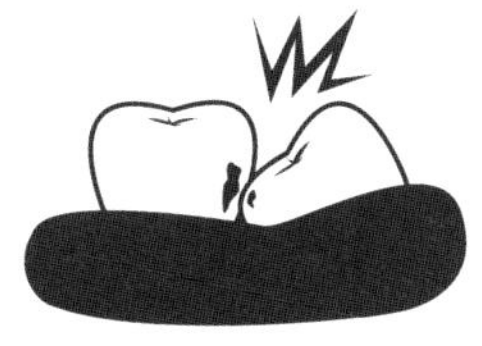

歯を白くしたい！

自分の歯を白くする「ホワイトニング」

歯の見た目をキレイにしたい、コンプレックスをなくしたいと考える人は、歯並びの次に気になるのが歯の白さではないでしょうか。輝く白い歯は、健康でイキイキとした印象をもたらしますが、反対に歯の黄ばみが強いと、なにか不健康な印象になってしまいます。

歯が黄色く見えてしまう原因は、習慣的によくコーヒーやワインなどを飲んでいる人では歯が着色してしまったり、あるいは喫煙習慣などによるものもあります。加齢によっても歯の黄ばみが強くなることもあります。また、ストレスによっても唾

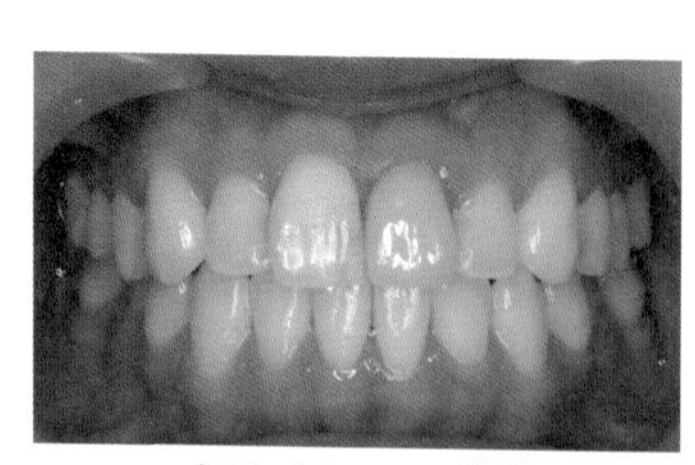
ホワイトニング前

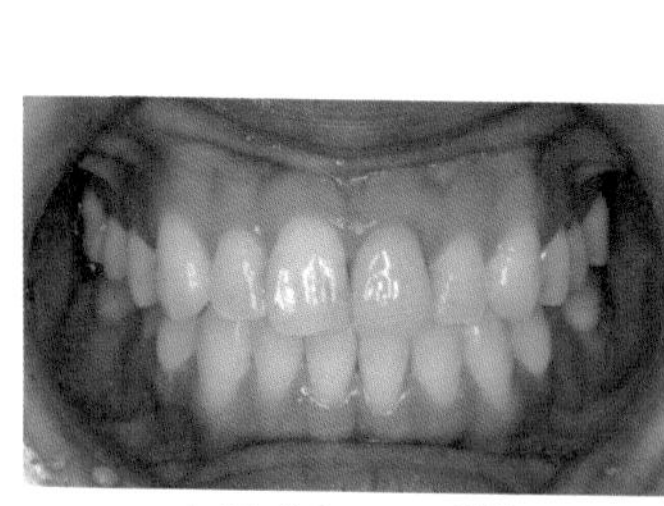
ホワイトニング後

液の量が減って歯が汚れやすくなり、黄ばみが目立つようになります。

　長年の食習慣や生活習慣で黄ばんでしまった歯は、歯磨きをていねいにするだけではなかなか白くはなりません。歯を削らずに自分の歯そのものを白くするための方法としては、特殊な薬剤を使うホワイトニングがあります。

　ホワイトニングには、大きく分けて歯科医院で行われるオフィスホワイトニングと、自宅で行うホームホワイトニング、さらにその両方を組み合わせたデュアルホワイトニングの三種類があります。

　オフィスホワイトニングは、歯科医院で行うホワイトニングのことで、歯を白くする効果のある薬剤（過酸化水素水）を歯に塗布し、専用の機械で光を照射します。歯が白くなる原理は、歯の表面に塗布したホワイトニング剤の成分が歯に浸透し、歯の色を決めている色素を分解します。さらに光を当てることで、色素を分解する化学反応を強めています。即効性が高く、一回の処置である程度の白さを取り戻すことができますが、二回、三回と繰り返すことで、より効果が高まります。ただし、効果は永続的ではないため、半年から一年ほどで色が戻ってしまうこともあります。

　また、過酸化水素水によるホワイトニングは、歯が一時的に脱水症状を起こすため知覚過敏になることもあります。

近年、新しいホワイトニング法として注目されているのが、ポリリン酸ホワイトニングです。従来のホワイトニング剤にポリリン酸ナトリウムという成分を加えることで、刺激性を抑え、さらに歯の保護力がアップして、コーティングによる歯質の強化を実現するものので、これまでのオフィスホワイトニングの欠点を補い、より進化したホワイトニングといえます。

ホームホワイトニングは、自宅で行うホワイトニングです。ただし、最初に歯科医院で専用のマウスピースを作る必要があります。このマウスピースにホワイトニング剤を入れ、歯にはめてホワイトニングを行います。

ホワイトニング剤はオフィスホワイトニングで使用される過酸化水素水の濃度が低いものが使われ、種類によって異なりますが、数時間から就寝している間などにマウスピースを装着します。二週間程度で効果が出るといわれています。手間と時間はかかりますが、オフィスホワイトニングより費用が抑えられ、また低濃度の薬剤を使うので薬に不安がある人でもあまり抵抗なくチャレンジすることができます。

デュアルホワイトニングは、オフィスホワイトニングをして白くなった歯を、さらにマウスピースを作って自宅でホームホワイトニングを行う方法です。自宅でホームホワイトニングを続けることで、納得のいく白さを実現でき、さらに後戻りもしにくくなります。ただし、二つの方法を組み合わせるため、費用は割高になります。

ホワイトニングは天然歯を白くするものなので、詰め物や被せもの、セラミックの差し歯などには効果はありません。また妊娠中や授乳期の女性や、重度の知覚過敏の方、光線過敏症を持つ方などは避けたほうが良いでしょう。

人工の素材で輝く前歯に

自分の歯ではどうしても希望する色や形が実現できない。そのような場合の対処法として、ラミネートベニアとセラミッククラウン治療という方法も選択肢となります。

ラミネートベニアは前歯の見た目を改善する治療の一つで、歯の表面を削り、セラミックの板を専用のボンドで装着します。天然歯の表面を覆ってしまう治療法なので、気になる歯の汚れを隠すことができ、幅広い色調のセラミックから好みや周りの歯の色に合わせて選択ができます。ホワイトニングとは違い、色の戻りもありません。

歯を削るのは表面の〇・五ミリ程度なので、歯の負担も少なくてすみます。歯の色を変えるだけでなく、貼り付けるセラミックの歯の形を変えることで、すきっ歯や歯の大きさが通常よりも小さい矮小歯（わいしょうし）、左右で形が違う歯などの場合なども、見た目の歯並びをきれいに整えることが可能です。

治療にかかる期間も数回の通院で済むため、短期間で治療が完了するのも大きなメリットです。就職活動や結婚式などのライフイベントを控えて、すぐに歯並びをきれいに見せたいときなどに短期間で対応できることも魅力です。

ただし、歯自体を動かすものではないので、もともとの歯並びが整っていない場合には治療に限界もあります。

セラミッククラウン治療は、自分の歯を削って人工のセラミックの歯をかぶせる治療法です。短時間できれいな歯と歯並びをそろえることができます。この治療法は見た目はとてもきれいな歯になりますが、人工のセラミックをかぶせるために、たとえ健康な歯であっても芯だけ残してあとはすべて削ることになります。削る歯の神経は取る場合が多く、そのため歯の寿命を縮めてしまう可能性が高いというデメリットがあります。

また、セラミッククラウン治療では歯の向き自体は変わらないため、歯並びをキレイにしようとしても限界があり、思ったような形にならないことがあることも理解しておきましょう。

歯を抜きたくない！

矯正治療のために必要な抜歯

一般の歯科治療では、できる限り歯を残すことが良質な歯科医療の条件とされているため、矯正歯科においても〝歯を抜かない治療こそが良質な治療〟だという固定観念が多くの患者さんにもあるように感じます。

もちろん矯正歯科医もできることなら健康な歯を抜きたくないと考えていますが、すべての症例が非抜歯で治療できるわけではありません。矯正治療では、どうしても〝抜歯〟という選択をしなければならないことがあります。

歯並びを整えるために、健康な歯を抜かなければならないというのは、多くの患者さんにとって抵抗があるのはよく理解できます。なんといっても一度抜いてしまった歯は、一生戻ってこないのですから……。

しかし、矯正治療では歯を抜かなければならない状況が多くあります。

具体例としてよく挙げられるのが、車とお相撲さんの話です。タクシーの後部座席にお相撲さんが三人、乗ることはできるでしょうか。とてもギュウギュウで体を横にしたり斜めにしたりしても難しいかもしれませんね。歯も人それぞれに大きさが違うので、同じスペースであっても入りきらない場合はありえます。三人が定員のタクシーの後部座席でも、大柄なお相撲さんなら二人だけ乗れば、それほど窮屈でなく座れるのと同じことです。

歯とあごのバランスはとても重要です。ここ数十年、歯並びの悪い子どもが増えてきたと言われていますが、その理由の一つはあごの小さな子どもが増えたこと。現代の一〇代、二〇代のアイドルもみんなとても小顔ですよね。これは硬いものを食べる食習慣がなくなってきているのが、その原因の一つとも言われています。しかもそれと反比例するように、歯の大きい子どもが増えてきているのです。実は大人の歯というのは生まれたときから作られはじめています。今は生まれたときからどんどん良い栄養を取っているために、歯も大きく育ってしまうようです。

特に平成以降に生まれた人たちは、人類の進化か退化か……あごが小さく、歯が大きい傾向にあります。そのために窮屈な口の中で上手に歯が並び揃わずに、歯並びが悪い子どもが増えてきたのでしょう。子どもの数は年々減少する傾向にありますが、矯正歯科の患者が増えているのは、そうした理由もあるように思われます。

子ども時代の矯正であれば、あごの成長に合わせて口腔内を広げながら歯並びを調整していくことも可能です。しかし平成生まれの子どもたちも今や二〇代、三〇代に成長しています。大人になって、あごの骨格の成長が止まってしまった後は、どうしても歯並びの処置のみの矯正になるため、歯のスペースを確保するために抜歯の必要性が出てきてしまうのです。

また、平成、昭和と年号で線引きをすることはできませんが、もう少し前の昭和世代は平成生まれと比較して、子ども時代から虫歯の罹患率がとても高いのが特徴です。私たちは虫歯を治療する、といいますが実際に虫歯は治療をすることでどんどん寿命が短くなってしまいます。一度治療をした歯は再び虫歯になりやすく、そのため何度も歯を削り、詰め物をしているうちに徐々に寿命が短くなって、五回くらい治療をした歯は、だいたい抜歯へと行き着いてしまうのです。

昭和の四〇年代、五〇年代に子ども時代を過ごした人は、だいたい小中学生の頃に一、二回歯を削っていて、二〇歳代でさらに一回、三〇歳から四〇歳代でさらにもう一回、治療をした歯があると、次は抜歯になる可能性が高いのです。

矯正歯科医はそうした歯の個別の事情も考えながら、治療の方向性を考えることが大切になってきます。

単に「この歯が邪魔だから抜きましょう」というのではなく、個々の患者さんの口の中の状態、歯の一本一本の寿命というものもトータルに見ながら、抜歯というものを考えていく必要があると思っています。

歯を抜かない矯正治療

今は医科でも歯科でも、治療にあたってインフォームドコンセントがとても重要視されています。患者さんの治療の内容をわかりやすく説明するだけでなく、患者さんも医師や歯科医師に積極的に自分の意見や要望を言えるようにもなってきました。以前は「歯を抜きますよ」と言われれば仕方ないと諦めていた患者さんも、「抜きたくありません!」と言えるようになったのです。

しかし矯正治療といっても、その人その人の歯並びの状態、あごの位置、噛み合わせはまさに十人十色、それと同様に治療法もさまざまです。できること、できないことが実際にはあるのです。それでも皆さん、最近ではなるべく歯を抜きたくないという方がほとんどです。

患者さんの歯を抜きたくないという意思を尊重し、最近では「歯を抜かない矯正治療」も徐々に導入されるようになってきました。これは歯科矯正学の技術の進化であり、矯正装置の進歩でもあります。

歯を単純にきれいに並べようとすると、歯を抜いて隙間を作ってそのゆとりを生かして少しずつ歯の位置を整えていく方法が、これまでの主流でした。そこに歯を抜かない方法として、スピート矯正でも紹介した、奥歯を移動させるアンカースクリュー矯正という方法があります。

アンカースクリュー矯正はインプラント矯正ともいわれ、人工歯根をアゴの骨に埋め込むインプラント技術を活用して行われる、新しい歯の矯正方法です。矯正専用に開発されたインプラントをアゴの骨に埋め込み、船のアンカーのように、インプラントを支点として矯正したい歯をひっぱる方法です。奥歯のさらに奥にインプラントを埋め込んで、歯を後ろに引っ張り、下げることができ、通常の矯正方法より短期間で確実に矯正できると言われています。

こうした技術は一五年ほど前にはまだなく、当時、犬の実験から人に対して使用する研究の際、私が第一人者として実験台になり、効果を証明して論文を学会で発表した経緯があります。まさしく技術の進化が矯正治療の可能性を広げたとも言えるでしょう。

ただし、歯を抜かないための矯正治療の理想は、やはり子どもの頃に始めることなのです。

虫歯を抜歯すると言われたら

最近は、中高年になってから矯正治療を受けたいと、私の歯科医院を訪ねてくる方も多くいます。その中に「歯の治療中に虫歯を抜歯したので、せっかくだから矯正しようと思って来ました」という人がかなりいるのです。

歯に隙間ができてしまったので、矯正治療をするならちょうどいい、と思われていたり、また抜歯したところにインプラントを埋めると数十万円かかるため、どうせお金をかけるならば全体の歯並びをきれいにしたい、という方もいます。

もしあなたが抜歯をきっかけにして歯科矯正を考えるのであれば、その前に矯正歯科医として重要なアドバイスがあります。それは、「歯を抜きましょう」と歯医者に言われても、歯を抜かずに矯正歯科医院を訪れてほしいのです。

歯科医院で「この歯はもう抜くしかありません」と言われたら、「ではお願いします」ではなく、抜いた後はどうしよう、と考えてください。もし矯正治療を行ういいチャンスだと思ったら、その歯科医院では抜かずに矯正歯科医院を訪れて相談してほしいと思います。

なぜこのようなことを言うかというと、歯を抜いてしまってから矯正歯科にきて、それから矯正の治療に入るのでは手遅れになりがちなのです。矯正歯科の治療では、カウンセリングから検査、治療方針の決定、矯正装置の型取りなど、初診から治療開始までに短くても一ヵ月、長ければ数ヵ月かかってしまう例も少なくありません。でもその間に歯を抜いてしまった部分の骨はどんどん痩せていくため、いざ歯を動かしたいと思ったときに、歯槽骨がやせてしまい動かしたくても動かせないといった状況になることがあるのです。

もし歯科医院で「歯を抜きます」と言われたら、「とりあえず今日はやめてください」と言って、自分のお口の中の今後についてしっかり考える時間を作ってください。

歯ぎしり・食いしばりを治したい

ストレスか噛み合わせか?

歯ぎしり、食いしばりの原因には大きく二つあると言われています。一つは噛み合わせの問題、そしてもう一つはストレスなど精神的な問題です。

ストレスというのは本人が自覚していない場合も多く、たとえば会社を転職したとか人間関係がうまくいっていないなど本人がはっきりとストレスを感じている場合もあれば、なんとなく不調で、心が落ち込んでいるようなときもあります。そんな心の不調が寝ている間に歯ぎしりや食いしばりの症状となり、家人に指摘されて気づく、というような場合もあるようです。

歯ぎしりや食いしばりが強いと、歯や歯の周りの組織に負担がかかり、ダメージを受けます。歯や歯茎が傷んだり、ひどくなると歯が割れてしまう、知覚過敏を起こす、歯の神経が死んでしまうなどの症状が出て、最終的に歯を失ってしまう原因にもなります。また、歯ぎしりをすることで筋肉が緊張し、肩こりや偏頭痛の原因となり、歯だけではなく体に不調をもたらすこともあります。

歯ぎしりや食いしばりが習慣になっている人は、顔の周りの筋肉をたくさん使って鍛えるため、顔まわりの筋肉や骨を発達させて、顔が大きくなってしまうこともあります。若い人たちは要注意です！

寝ている間の歯ぎしりや食いしばりは、自分では気が付かないことも多く、家族や友達に指摘されたり、目が覚めたときにあごが疲れている、歯が痛むなどの症状を自覚して、相談に来られる方もいます。

これらの治療法としては、お口の中の問題と心の問題があり、我々ができるのは口の中での問題への対処法となります。ただ、もともと噛み合わせが悪かったものが、ストレスなどによって顕在化する場合もあり、噛み合わせを調整しながら心の問題への対処も同時にすることで効果が上がる場合もあります。

歯への負担を減らすスプリント

歯ぎしり、食いしばりでお悩みの患者さんには、私どもの歯科医院ではスプリント治療を行っています。スプリントとは、患者さんの歯型を採ってつくられたプラスチック製のマウスピースのようなものです。このスプリントを使うことで噛む力を均等にして歯にかかる負担を軽くしていきます。

歯科や口腔外科などで顎関節症の治療としても、広く行われている方法です。スプリントやマウスピース、マウスガードなど、噛み合わせを緩和する取り外し装置を使ってみて状況が改善されれば、歯並び、噛み合わせを治すことで、歯ぎしりや食いしばりも改善される可能性が高いと考えられます。このとき、まったく改善が見られなければ、精神的な問題が大きく、歯の治療によって治すことは難しいと考えられます。

私の歯科医院にはこの歯ぎしり、食いしばりを改善するために矯正治療を考える方もいらっしゃいます。お口の中の噛み合わせのバランスが悪いために症状が悪化する可能性もあり、こうした事前のチェックなども含めて、より良い治療の計画を立てています。

歯並びがキレイな方でも歯ぎしりをする方もいますし、歯並びがキレイな顎関節症の方もいます。ですので矯正治療をすれば必ず歯ぎしりや食いしばり、顎関節症が治るというわけではありません。しかし矯正治療を行った後に歯ぎしりやあごの痛みが軽減する方は多くいます。

また、直接には矯正治療と関係ありませんが、近年、筋肉注射を打つことによって、睡眠中の食いしばり、噛み締めをコントロールすることができたという学会での報告もあります。さらに食いしばりによって生じるあごの痛みに効果のあるサプリメントの開発もすすめられているそうです。

高齢になっても、あごの噛みしめる力はそれほど低下しないのですが、歯は老化によってもろくなってきます。そのため食いしばりの習慣がずっと続いていると高齢になってから歯がもろくなってしまう傾向にあり、注意が必要です。

歯を守るためにも、矯正治療も有効な手段の一つと考えて、信頼できる矯正歯科医に相談してみてはいかがでしょう。

〝プロ〟の誇りを胸に矯正歯科医の道を

「田中先生の歯科医院は、なぜ『プロ矯正歯科』というんですか?」と、患者さんから尋ねられることがあります。

母校の大学の矯正学教室を退職して開業するにあたり、ぜひ歯科医院名にしたいと考えていたのが、現在の『プロ矯正歯科』でした。

実はこの名前にも、大学での医局員時代が大きく関係しています。私が一〇年間いた医局で、台湾から来た陳信光という一人の留学生と出会いました。同じ医局員とは言っても、彼は私より四歳年上で、しかも台湾ではすでに経験を積んでいた一流の矯正歯科医でした。それでも大変な勉強家で、歯科の最先端の技術と知識を学ぶために留学生として日本にやってきたのです。私は彼と意気投合して、公私を分けず長い時間を共に過ごしました。彼が台湾に帰ってからも、あちらの矯正歯科の実情を把握しようと、彼の医院を何度も訪ねたことがありました。

私が大学を出て開業をしようと決意したとき、彼の台湾での歯科医院のことがふと頭に浮かびました。彼はすでに台湾でもトップクラスの矯正歯科医として成功を収めていました。その歯科医院の名称が『プロ矯正歯科』だったのです。

矯正歯科医のプロフェッショナルとして、誇りをもって名付けた歯科医院を開業している彼の、その思いを私もぜひ踏襲したいと思いました。日本で同じ名称の歯科医院を開業したいと彼にお伺いを立てたところ、快く承諾してくれました。

個人が経営する歯科医院では、医院名に医師の名字を引用することが多いのですが、私は敢えて〝プロ〟という名称をつけ、不退転の決意でその名に恥じることのない歯科医院にしようと固く決意したのでした。何よりも同じ名前を使うことを快諾してくれた陳氏の顔に泥を塗ることだけはすまいと、心に誓いました。

私は常に、プロとして恥じることのない矯正歯科医であることを自分に課しています。その上で心がけているのは、患者さんとの信頼関係です。本章でも書きましたが、現在では歯科医院も競争が厳しく、サービス業的な部分もありますので、できるだけ患者さんファーストで治療にあたりたいと考えています。それでもやはり歯科治療は医療ですから、一〇〇パーセント患者さんの希望に添えないこともあるのです。

そうしたときにはしっかりと患者さんにお話をし、納得していただけるまで説明をします。矯正歯科の治療はお金も時間もかかりますから、お互いが中途半端な思い込みで治療をすすめていって、納得のいかないゴールへと辿り着いてしまうことのないように、細心の注意を払って患者さんと向き合います。そのときに大切なのは、やはり信頼関係なのです。

この人間関係の大切さを学ばせてもらったのが、まさしく大学での医局時代の経験でした。尊敬する教授や厳しく指導してくれた先輩たち、共に腕を競い合った仲間たち、また難しい症例に挑んださまざまな分野の専門を持つ医師たちや看護師さんなどとのチーム。多くの人たちとの関わりの中で、一つの成果を導き出すためには人と人との信頼する力がどれほど大切なのかを学びました。そしてこうした信頼しあえるチーム・仲間がいるから、患者さんも安心して私たちに治療を委ねてくれるのでしょう。

本書は、これまでの私の知識や経験を振り返り、さまざまな角度からアプローチし、一般の方にも理解していただけるように矯正歯科の治療についてまとめたつもりです。

そこには自分自身が患者さんと共に辿ってきた矯正歯科医としての道のりがあり、また本当に多くの方々との信頼によって支えられてきたのだということにも改めて気づかせてもらいました。

この本を書いていく過程の中で、私とはまた異なる視点から矯正歯科というものを分析してほしいとお願いし、文章を寄せてくださった美容外科医の加藤晴之輔先生、患者代表として登場いただいた佐藤ゆみ様、具体的な治療の経過を読者の方にわかりやすくお伝えするため、写真の掲載をご快諾いただいた患者さんたちに御礼申し上げます。

また、第一章にステキな似顔絵を提供してくれたキャベツ氏（二〇〇四年似顔絵世界大会カラー部門優勝者）は、以前から個人的な交流があったことから、私の記念すべき一冊目の著書に似顔絵師としての腕をふるい華を添えてくれました。ありがとうございます。

さらに私の書籍の刊行に向けて、熱いエールをお送りいただいた柴崎好伸先生、斎藤茂先生、海を越えてメッセージを届けてくれた陳信光先生にも深く感謝します。

最後に、今まだ自分の〝見た目〟に悩みを持っているあなた、この本を手に取ったことが、これからの人生を変えるチャンスかも知れませんよ。さぁ、一歩を踏み出して！

【本書に寄せて】

研究に惜しみない情熱を捧げたあの日々を忘れずに

私が昭和大学歯学部の教授を退官してから、すでに二〇年近くの歳月が流れようとしています。かつて私の矯正学教室は毎年、矯正歯科医を目指す学生たちが入局する一〇〇人ほどの大所帯でしたが、私が退官する間際まで共に時間を過ごした、本書の著者である田中憲男先生のことは、特に記憶に残っています。

田中先生はとにかく矯正歯科という学問が好きで、同時に臨床の現場にもとても熱心に取り組んでいました。私をサポートするための教授係という役割を自ら買って出てくれ、学生の講義の前に資料を集めてほしいと言うと、いつも的確な内容のスライドなどをさっと準備してくれて、ずいぶんと助けられたものです。

彼は、将来は矯正歯科医として独立し、身につけた技術を社会に還元したいという熱い思いを持っていましたが、私は彼をどうしても手放したくなく、五年、七年と引き止めて、ついには一〇年も大学に留めてしまいました。大学という組織の中に閉じ込めてしまったのは申し訳なく思っていますが、そんなことはまったく気に留めることもないようであるのは、まさしく田中先生の人柄に尽きるのでしょう。

大学院に進む学生は、学位の博士を目指し、論文を書いてさっさと出ていく者も多いのですが、彼はいつも患者さんたちの治療に夢中でした。それでもせっかくここに残ったのだからと、無理に論文を書かせようと画策し、咀嚼（そしゃく）機能と噛み合わせをテーマにした研究に共に取り組んだ日々はとても懐かしい思い出です。

矯正学は、歯科学のなかでも最後に認められた学問で、もともとヨーロッパの宮廷文化から誕生したものだといわれています。人の顔の中でも口まわりの美しさは重要で、審美的な側面へのこだわりは、咀嚼、噛み合わせという機能面が十分に備わっていてこそ成り立つものだと考えられ、歯列としての歯並び、あごの運動などにも関心が持たれるようになりました。さらに一九世紀になると、アメリカでは矯正学という学問として捉えられるようになり、より進化していったのです。

私自身も若き日に海外留学を経験し、その時代の最前線の矯正歯科、特に口蓋（こうがい）裂児（れつじ）の治療に関する知見を深めることができたのは、大きな財産でした。そしてこの財産を日本で還元したいという思いで大学の教育の現場に立ち続けてきましたが、その教え子として未来を託した一人が田中先生だったのです。

特に大学病院の口腔外科、形成外科の医師などと連携し、難度の高い患者さんの治療に取り組んだ日々は、彼にとっても貴重な経験となったことでしょう。開業された現在も、難しい患者さんの症例にも積極的に関わり、信頼を集めていると聞いています。

今回、田中先生がこれまでの経験をもとに、一般の方々に向けた矯正治療の本を書き上げたと聞き、彼を応援したいと一文を寄せさせていただきました。

昭和大学時代を経て、臨床医としてさらに経験を積み、より多くの困難を抱えた患者さんたちに向き合う姿は、嬉しくも誇らしくも感じています。田中先生の今後のますますの活躍を期待しております。

昭和大学名誉教授　柴崎　好伸

矯正歯科のスペシャリストとして共に歩もう！

田中先生との出会いは、まだ彼が昭和大学の学生だった頃です。大学の医局に在籍していた私が、基礎系の研究室に打ち合わせに行ったとき、声は大きいしこんなに堂々と基礎の研究室に出入りしている学生は珍しいと驚いたのが、まさに田中先生でした。ワイルドでアクティブな感じに溢れていましたね。

田中先生が医局に入ってからは、先輩、後輩としての関係を徐々に築けるようになっていき、彼からは文部省（現・文部科学省）の科学研究費の上手な申請法や論文発表の英文タイトル、あるいは英文の抄録のチェックを依頼されることが多くありました。学位（博士）論文や学位申請の際には、かなり英文作成の作業があり、田中先生と深夜遅くまで頑張って、仕上げたことも今となっては懐かしい思い出です。

田中先生とは大学を退職する時期が一緒で、その後直ちに開業を決められて、当初は矯正歯科だけでなく一般歯科もカバーされていたので、院長になっても貪欲に新たな分野に果敢に挑戦する姿勢を崩していないことに感動しました。

現在でも、あごの手術を併用した健康保険のきく矯正法、歯の裏側に金具をつけるリンガル矯正法、取り外しが可能な透明のテンプレートを装着するマウスピース矯正法、歯ぐきに小さなチタンネジを埋め込むミニインプラント矯正法、オーラルスキャナーやCTといった3Dテクノロジーを駆使した3D矯正法など、ほとんどすべての矯正治療のテクニックに精通しており、さらに後進の指導にも意欲的で本当に頭が下がることばかりです。

矯正歯科医は不正状態にある患者さんの歯列・咬合を多方面から三次元的に検査・分析し、より理想的な状態に改善することができるスペシャリストです。治療が終わったときの患者さんの笑顔や自信に満ちたスマイルを見たときに無上の喜びを感じます。

田中先生は何事にも真面目に、そして貪欲に向き合いますので、矯正歯科医としてますます幅や厚みのある人間に成長されることは間違いないでしょう。これからの一〇年間は、今の仕事の中でもっとも先生の強みが発揮できる分野を伸ばし、広げていってほしいと思います。賢明な先生のことですから、おそらくそのお考えをお持ちでしょうが、「この分野なら日本の開業医では田中憲男が第一人者です！」と自信をもって推薦できる後輩の一人に必ずなると信じています。

また、矯正治療に関心をもたれた読者の方たちが、この本を通じて矯正歯科への理解を深め、より積極的に治療に向けて踏み出してくれることを期待しています。

元・昭和大学客員教授　斎藤 茂

The road to be a pro orthodontist

Dr. Tanaka is a versatile orthodontist, who is not only good at traditional edge-wise (braces and wire) orthodontics, but also expert in aligner and lingual orthodontics.
His diligence in pursuit of cutting edge technology in orthodontic that makes he become a pioneer in cone beam CT orthodontic application and mini-screw assisted orthodontic treatment and orthognathic combined orthodontics treatment. I am sure his sharing of the knowledge and experience in this book will help the readers to understand orthodontic treatment much more.

Dr. Tanaka and I were classmates at post graduate orthodontic program of Showa university. As an overseas student just can speak little Japanese at that time, I was grateful for his kindness help for me to adapt the new environment in Japan. I knew that he is a man with enthusiasm to learn new things and do not afraid of change from that time. He is a man of western characteristics, not like traditional Japanese style, he speaks loudly, frankly and straightly which makes some instructors take him as a foreign student instead of me.

After finishing orthodontic specialist training, Dr. Tanaka got the PhD degree in very short time, and became an assistant professor in orthodontic department of Showa university. Because of his persevering and determination, he is the first one who has his own clinic among our classmates. Dr. Tanaka named his clinic "Pro orthodontic clinic" just the same with my clinic in Taipei. "Pro" is an abbreviation of "professional" which means highly trained and educated work. To deserve the name of "Pro", we both work diligently in building state-of -art clinics with reputation in Tokyo and Taipei. Dr. Tanaka and I keep closed discussion and communication in orthodontics for more than 25 years. I 've been looking forward to reading his book for a long time. Congratulation on the publishing of Dr. Tanaka's new book.

Chen, Hsin-Kuang
Professional orthodontic clinic, Taipei
Advisor and former president, Taiwan Orthodontic Society

（日本語訳）

プロの歯科矯正医師になる道

田中先生は一般的なワイヤー矯正治療だけでなく、舌側矯正やインビザライン矯正など、歯列矯正治療の最先端テクノロジーを追求するエキスパートです。また、彼はコーンビームＣＴを歯科矯正診断に活用した先駆者であり、アンカースクリューを用いた外科的矯正治療にも精通しています。この本を読むことで、みなさまが歯科矯正治療をより理解するのに役立つと確信しています。

田中先生と私は昭和大学矯正科の専門医コースの同級生でした。その時、日本語がまだ上手ではなかった私に、日本の環境に慣れるまで、彼はとても親切に接してくれました。病院でいつも一緒に過ごす中で、彼が歯科矯正学について熱心に勉強していることを知りました。また、田中先生は日本人らしいというよりもむしろ西洋人のような性格の持ち主です。フランクで素直に話をしてくれるので、私以外の留学生とも仲良くしていました。

田中先生は歯科矯正学の研修生を修了後、非常に短期間で歯学博士の学位をとり、昭和大学歯科矯正学教室のアシスタントプロフェッサーになりました。そして、彼の努力や固い意志によって、同級生で最も早い開業を実現することができたのだと思います。

彼のクリニック名は『プロ矯正歯科』です。それは台北にある私のクリニックと同じ名前です。PRO は professional と同義語です。その意味は高度な教育と訓練を受けているということです。我々は台北と東京にて、クリニックのステイタスを上げることに熱心に努力してきました。また、我々は二五年以上にわたり、矯正歯科治療のディスカッションを継続してきています。私は田中先生の新しい本が発売されるのをとても楽しみにしています。

プロ矯正歯科（台北）院長・元台湾矯正歯科学会理事長　陳 信光

プロフィール

田中 憲男（たなか のりお）

プロ矯正歯科院長。1970年9月、東京都江戸川区に生まれる。千代田区立九段中学校、私立立教高校を経て、1989年4月、昭和大学歯学部に入学。1995年3月、同校卒業。歯科医師国家試験に合格。1995年4月、昭和大学歯科矯正学教室に入局。2000年9月、日本矯正歯科学会認定医に合格。2002年9月、昭和大学歯科矯正学教室にて歯学博士の学位授与。

2004年2月、昭和大学を退職し、同年4月、東京都墨田区錦糸町にて『プロ矯正歯科』を開設。2007年9月、『プロ矯正歯科』を医療法人社団化し、理事長に就任。2009年4月、日本臨床矯正歯科医会に入会し、2018年4月、日本臨床矯正歯科医会東京副支部長に就任。

現在、墨田区錦糸町でプライベートオフィスを運営しつつ、日本最大規模の歯科医院で矯正の責任者を兼務し、超多忙な日々を送っている。

日本矯正歯科学会認定医・歯学博士・日本歯科医師会会員。日本矯正歯科学会・日本口蓋裂学会・日本顎変形症学会・日本顎関節学会会員。

〒130-0022
東京都墨田区江東橋2-11-5　川口ビル2F
TEL・FAX：03-3632-6777
E-mail：pro@6777.jp
URL：http://www.6777.jp

装幀・本文デザイン＊市川由美
似顔絵＊キャベツ
編集協力＊桑名妙子

男も女も見た目が100パーセント
人生を変える！ 本当の矯正治療

2021年2月5日　初版第1刷発行

著　者：田中憲男
発行者：内田雅章
発行所：TC出版
〒104-0061
東京都中央区銀座3-11-3 LEAGUE402
TEL　03(6278)8763／FAX 03(6278)8769
発売元：有限会社万来舎
〒102-0072
東京都千代田区飯田橋2-1-4　九段セントラルビル803
TEL　03(5212)4455
E-Mail　letters@banraisha.co.jp
印刷所：株式会社エーヴィスシステムズ

ISBN978-4-908493-46-1